LES EAUX MINÉRALES

DE

CAUTERETS

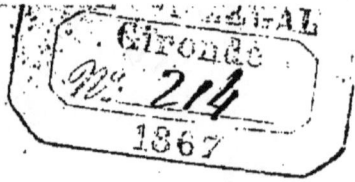

PRÉCIS

DESCRIPTIF, THÉORIQUE ET PRATIQUE

SUR LES EAUX MINÉRALES

DE

CAUTERETS

(Hautes-Pyrénées)

PAR

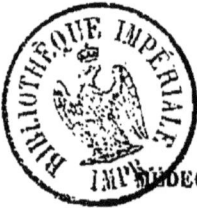

Le docteur L. GIGOT-SUARD

MÉDECIN CONSULTANT AUX EAUX DE CAUTERETS

Médecin honoraire de l'hôpital de Levroux,
Membre titulaire de la Société d'Hydrologie médicale de Paris,
Correspondant
de l'Académie impériale des Sciences de Rouen,
des Sociétés de Médecine de Paris, Bordeaux, Marseille, Poitiers, Tours, etc.

AVEC LE PLAN DES PRINCIPAUX ÉTABLISSEMENTS THERMAUX

PARIS

J.-B. BAILLIÈRE ET FILS

LIBRAIRE DE L'ACADÉMIE IMPÉRIALE DE MÉDECINE
Rue Hautefeuille, 19

1867

AVERTISSEMENT

Cet opuscule est le résumé de mes *Études médicales et scientifiques sur les eaux thermo-minérales de Cauterets*, qui ont été publiées récemment [1].

Les nombreux documents que j'ai réunis dans ce dernier ouvrage, les observations et les détails qu'il renferme en ont fait un livre volumineux et autant théorique que pratique. Le précis que j'offre aujourd'hui au public médical aura donc l'avantage

[1] Un volume grand in-8°, chez J.-B. Baillière, libraire de l'Académie impériale de Médecine, 19, rue Haute-feuille, Paris.

d'indiquer sommairement à ceux de mes confrères qui ne pourront consulter l'ouvrage principal, les résultats des recherches expérimentales et cliniques que j'ai faites sur nos eaux, et les précieuses ressources qu'offre à l'art de guérir une des stations termales les plus importantes de l'Europe.

PREMIÈRE PARTIE

CLIMATOLOGIE. — CONDITIONS HYGIÉNIQUES. — CONSTITUTION MÉDICALE. — MORTALITÉ.

---

§ Ier

Climat estival.[1] — Saison des Eaux.

La petite ville de Cauterets, dont la population ordinaire ne dépasse pas 1,500 habitants, et qui peut contenir plus de 3,000 étrangers à la fois, est située dans une des plus belles parties des Pyrénées , à 932 mètres au-dessus du niveau de la mer, par 42° 35' de latitude nord et 2° 28' de longitude ouest du méridien de Paris.

C'est, après Barèges, la station thermale la plus haute de la chaîne. Mais cette élévation est une condition plu-

---

[1] Climat de la saison balnéaire, qui commence aux premiers jours de juin et finit à la fin de septembre.

Ce qui concerne la climatologie résulte de l'analyse de sept années d'observations qui m'ont été communiquées par M. le docteur Dimbarre, médecin-inspecteur de notre station thermale, et que j'ai insérées dans mon ouvrage principal.

tôt favorable que nuisible aux malades, par suite de la disposition topographique de la vallée ; car, en même temps que les chaleurs y sont modérées pendant l'été, que l'air y est léger et pur, les hautes montagnes qui entourent Cauterets forment un rempart presque infranchissable contre les vents généraux, surtout du côté de l'Est et de l'Ouest. Au Nord et au Midi, les sinuosités des gorges au fond desquelles le Gave roule ses eaux bruyantes constituent elles-mêmes autant d'obstacles opposés aux courants atmosphériques.

Ces deux conditions, altitude assez considérable de la station et agitation nulle ou très-modérée des couches inférieures de l'atmosphère, donnent à l'air des qualités à la fois sédatives et toniques, c'est-à-dire qu'il calme l'irritabilité nerveuse et vasculaire, tout en activant les fonctions digestives et assimilatrices.

Il n'y a que très-peu de différence entre la température moyenne de chacun des quatre mois de la saison, puisque sept années d'observations, de 1859 à 1865 inclusivement, donnent :

	6 heures du matin.	2 heures après-midi.
Juin	12° C.	18° 5 C.
Juillet	14,1	20
Août	13,5	19,8
Septembre	11,4	17,6
Moyenne des quatre mois.	11,1	19

Le maximum de la température dépasse très-rarement 30° c., et la limite minima se tient entre 4 èt 5 degrés. Ses variations sont beaucoup plus accentuées du matin à l'après-midi que d'un jour à l'autre.

Les plus grands abaissements subits de la température observés en moins de vingt-quatre heures ne dépassent guère 20 degrés, et l'amplitude moyenne de ces abaissements est de 14° sur une période de sept années·

Le baromètre marque, en moyenne, 687^{mm} à six heures du matin, et 689^{mm} à deux heures après-midi. Ses écarts sont fort peu étendus : de 1 à 2 millimètres ordinairement, rarement de 4 ou 5.

La moyenne générale de l'humidité relative , pendant le saison balnéaire , est de 8,2 à l'hygromètre de Saussure. Les moyennes mensuelles ne présentent entre elles qu'une très-minime différence.

Quand les brouillards se forment, il est rare qu'ils descendent à moins de cent mètres au-dessus de la vallée.

On croit généralement que les mois de juillet et d'août sont les seuls pendant lesquels un traitement balnéaire puisse être suivi avec avantage. C'est une erreur que je ne saurais trop combattre.

Sans doute il est préférable, au point de vue des distractions, d'habiter Cauterets en juillet et en août; mais les conditions climatériques des mois de juin et de septembre conviennent mieux à certains malades, surtout

aux dyspeptiques. D'ailleurs, la troisième saison, qui
commence vers le 10 ou 15 août et se termine au 15
ou 20 septembre, est ordinairement très-belle. J'ajoute
que les facilités du traitement et du séjour sont bien
plus grandes du 10 juin au 10 juillet, et du 20 août au
20 septembre, qu'aux autres époques de la saison balnéaire.

§ II.

Court parallèle entre le climat estival de Cauterets et celui de Bagnères-de-Luchon.

L'altitude de Cauterets surpasse celle de Luchon de
109 mètres. De plus, la vallée où se trouve la station
de la Haute-Garonne est beaucoup plus vaste et moins
bien abritée contre les vents généraux que le bassin de
Cauterets. Cette différence dans la topographie entraîne
une différence non moins sensible dans le climat des
deux stations.

La température estivale de Bagnères-de-Luchon est
beaucoup plus élevée que celle de Cauterets. Les écarts
du thermomètre y sont aussi plus étendus. En effet, d'a-
près M. le docteur Lambron, le climat de Luchon, pendant la saison balnéaire, offre quelque analogie avec celui de Paris. La température moyenne générale de cette
saison, à Luchon, est même d'un degré plus élevée; la

température de juillet et celle d'août sont à-peu-près les mêmes [1].

Tandis qu'à Luchon l'amplitude de la course du ther-momètre est comprise entre 6, et 37° c. ; à Cauterets, ses limites extrêmes sont 4° et 30°, ce qui fait une dif-férence de 5°. Nous venons de voir aussi que les plus grands abaissements subits de la température observés d'un jour à l'autre, ou en moins de vingt-quatre heures, ne dépassent pas 21°, et que l'amplitude moyenne de ces abaissements est de 14° ; or, à Luchon, toujours d'après M. Lambron, ils atteignent 23°, et leur ampli-tude moyenne est de 16°.

A Luchon, la hauteur moyenne du baromètre est de 709^{mm}. Ses oscillations extrêmes peuvent descendre à 698^{mm} et atteindre 722^{mm} (différence 24^{mm}) ; mais l'am-plitude moyenne des écarts est de 9^{mm} 2 [2]. Nous venons de voir qu'à Cauterets elle n'est que de 1 à 2 millimètres.

D'après les observations de M. Lambron, la moyenne générale de l'humidité relative ou de la saturation de l'air à Luchon est de 81. à l'hygromètre de Saussure. La différence des moyennes extrêmes est de 26°, et celle des extrêmes absolus de 60 [3]. Sept années d'observa-tions donnent pour Cauterets : moyenne générale, 82 ;

---

[1] *Les Pyrénées et les eaux thermales sulfurées de Bagnères-de-Luchon*, t. 1, p. 345.

[2] Lambron, *ouv. cité*, p. 353.

[3] *Id.*, p. 375.

différence des moyennes extrêmes, 20. 7 ; différence des extrêmes absolus, 30. 7.

Sur 113 jours, qui composent à-peu-près la saison thermale, et qui sont le terme moyen des observations de M. le docteur Dimbarre pendant sept ans à Cauterets, il y a 52 jours sans nuages ou presque sans nuages, 39 jours où le ciel est plus ou moins couvert, soit de nuages, soit de brouillards, et 21 jours pendant lesquels le soleil reste complètement caché.

A Luchon, sur 109 jours (terme moyen des observations de M. le docteur Lambron pendant six ans), il y a 38 jours seulement sans nuages ou presque sans nuages, et 71 jours où le ciel est plus ou moins couvert, soit de nuages pendant 16 jours, soit de brumes pendant 31, soit des uns et des autres ensemble pendant 19 jours, le soleil restant alors complètement caché. Les 31 jours du mois de juillet se partagent à-peu-près également entre le beau temps, le ciel entièrement couvert toute la journée, et les brouillards ou les vapeurs brumeuses qui cachent la cime des montagnes [1].

Le vent du Sud, appelé vent d'Espagne, souffle en moyenne, pendant la saison, cinq fois à Cauterets et quatre fois à Luchon. Mais, dans cette dernière localité, il y a des années où il se montre jusqu'à douze fois [2] ; à Cauterets, le maximum n'a jamais dépassé dix.

[1] *Ouv. cité*, p. 365.
[2] *Id.*, p. 375.

Les brouillards sont plus fréquents, et les jours de pluie plus nombreux à Luchon qu'à Cauterets. En effet, d'après M. Lambron, les brouillards se montrent pendant un nombre de jours égal à-peu-près à la moitié de la saison balnéaire ; sur 109 jours d'observations, il y a 30 jours de pluie, et les années extrêmes présentent un minimum de 24 jours de pluie et un maximum de 51 [1]. A Cauterets', sur 113 jours d'observation, il y a 26 jours de brouillards et 22 jours de pluie ; les années extrêmes ont, au minimum, 17 jours de pluie, et 30 jours au maximum.

Tandis qu'à Cauterets on observe 1 jour d'orage sur 7 jours en août, sur 8 en juillet, sur 20 en juin et en septembre, à Luchon, on observe 1 jour d'orage sur 4 jours en août, sur 6 en juillet, sur 10 en septembre et sur 12 en juin [2]. Les jours d'orage sont donc beaucoup plus nombreux à Luchon qu'à Cauterets ; ce qu'explique d'ailleurs la supériorité de sa température estivale.

Enfin, la neige tombe un peu moins souvent dans la montagne, pendant la saison balnéaire, à Cauterets qu'à Luchon, puisque la moyenne des sept années d'observations dont j'ai déjà parlé est de 2,7, et que celle des observations de M. Lambron pour Luchon dépasse 3 [3].

---

[1] *Id.*, p. 365 et 367.

[2] Lambron, *ouv cité*, p. 369.

[3] *Id.*, p. 370.

§ III.

Conditions hygiéniques.

Constitution médicale. — Mortalité.

J'ai consacré à ces importantes questions, dans mon ouvrage principal, un chapitre dont je vais extraire plusieurs passages.

Il ne suffit pas de dire qu'une localité thermale jouit de conditions sanitaires excellentes, — toutes ont cette prétention, — il faut prouver qu'il en est réellement ainsi; et, pour cela, je ne connais pas de meilleur moyen que de comparer le chiffre de la mortalité pendant la saison balnéaire à celui de la population indigène et des étrangers, ainsi qu'à la nature des maladies pour lesquelles les eaux de la station sont conseillées. C'est sans doute parce que trop d'intérêts privés seraient compromis, qu'on a négligé jusqu'à présent d'avoir recours aux inflexibles démonstrations de la statistique mortuaire. En basant sur de telles preuves mon appréciation des conditions sanitaires de Cauterets, j'aurai la satisfaction d'éclairer le public médical, et de mettre à néant tous les bruits malveillants que de mesquines rivalités et un amour désordonné du lucre font naître chaque année.

Les grandes épidémies envahissent rarement les Pyrénées, surtout les vallées hautes. Ainsi, c'est seulement à son troisième retour en France que le choléra s'est montré sur quelques points de la chaîne, et encore n'a-t-il pas dépassé la limite de 600 mètres.

Le typhus n'y a jamais régné. On observe bien quelquefois la fièvre typhoïde dans les régions élevées des Pyrénées ; mais elle est loin d'y présenter la même gravité que dans les grands centres de population, car rarement elle devient meurtrière.

Les scrofules, très-rares à Cauterets, ne se rencontrent guère que dans les hameaux environnants. Il en est de même de la phthisie pulmonaire.

Le goître, cette hideuse affection, qui, par une dégénérescence successive de la progéniture, aboutit au crétinisme, n'existe pas dans notre station. Je ferai la même remarque pour la pellagre,

Les maladies les plus fréquentes sont, en hiver et au printemps, les rhumatismes musculaires, les bronchites, les pleurésies, les pneumonies ; en été, les embarras gastriques, la diarrhée et parfois la dyssenterie. Dans certaines années, on observe quelques cas de fièvre muqueuse ; mais tous les praticiens de Cauterets s'accordent à reconnaître que la fièvre typhoïde y est très-rare.

Les dérangements de l'estomac et de l'intestin se montrent régulièrement tous les étés dans les stations des Pyrénées. Il est vrai que ces indispositions n'ont pas partout la même fréquence ni la même intensité. M. le docteur Lambron les a décrits sous le nom générique de *cholérine pyrenéenne*, d'après ce qu'il a observé à Bagnères-de-Luchon [1].

Je suis loin de contester les observations que l'honorable inspecteur des eaux de Luchon a faites dans cette station thermale ; mais je dois à la vérité de dire que les troubles de l'appareil digestif qui se présentent à Cauterets pendant la saison balnéaire, ont bien rarement les caractères cholériformes dont parle M. Lambron. Ce sont plutôt de simples embarras gastriques qui cèdent habituellement à un régime sévère, à des préparations astringentes ou opiacées, et mieux à un purgatif salin. C'est pourquoi la dénomination de *cholérine luchonaise* conviendrait peut-être mieux que celle de *cholérine pyrénéenne* à l'affection décrite par mon savant confrère.

Quant à la cause principale de cette affection, elle réside, suivant M. Lambron, dans la composition même des eaux potables, en d'autres termes, dans la présence de matières organiques ou végétales dont ces eaux se chargent dans certaines conditions, notamment après les orages.

Je me range à cette opinion d'autant plus volontiers, que j'ai moi-même remarqué à Cauterets que les troubles de l'appareil digestif se produisaient le plus ordinairement chez les personnes qui buvaient de l'eau du Gave, tandis que celles qui faisaient usage de l'eau des

[1] *Ouv. cité*, p. 575.

fontaines publiques, et surtout de l'excellente source du Panchour, y étaient bien moins exposées.

Maintenant, si l'on compare les eaux potables de Cauterets à celles de Luchon, on s'expliquera pourquoi les dérangements gastro-intestinaux sont moins fréquents et surtout moins intenses dans la première station que dans la seconde. En effet, les eaux qui alimentent les fontaines publiques de Cauterets ne viennent point du Gave, et parcourent un trajet souterrain pendant lequel elles se débarrassent plus ou moins complètement, par une sorte de filtrage, des matières organiques et minérales qu'elles ont ramassées en descendant des montagnes. A Luchon, au contraire, c'est le Gave de l'One, formé lui-même par les eaux de presque toutes les vallées du canton, qui alimente les fontaines publiques. Il est vrai qu'on a essayé de remédier à cet inconvénient par un appareil à filtre ; « mais, dit M. Lambron, le fil-
» tre que de l'allée des Soupirs on aperçoit sur le bord
» de l'One est insuffisant ; tellement insuffisant, que les
» jours d'orage, il laisse arriver aux fontaines de la ville
» de l'eau toute trouble qui dépose dans les vases une
» grande quantité de limon et même de gravier [1]. »

Il résulte de ce qui précède que la station de Cauterets offre d'excellentes conditions de salubrité aux malades pour lesquels ses eaux sont indiquées. Voyons à pré-

[1] *Ouv. cité*, p. 379.

sent jusqu'à quel point la statistique mortuaire vient à l'appui de cette déduction.

Dans une période de dix ans, de 1854 à 1863 inclusivement, la mortalité a été :

	Indigènes.	Etrangers.
En 1854, de.......	11	4
1855, ...	4	4
1856, ...	14	12
1857, ...	7	5
1858, ...	11	9
1859, ...	11	5
1860, ...	5	10
1861, ...	11	14
1862, ...	8	9
1863, ...	11	3
Total......	93	75
Moyenne de chaque saison.	9,3	7,5

En fixant à 8,000 par saison le nombre des étrangers qui ont fréquenté Cauterets dépuis 1854 (ce chiffre est certainement au-dessous de la vérité), on voit qu'il est mort 75 personnes sur 80,000, c'est-à-dire 1 sur 1,066.

Si nous ajoutons le chiffre de 75 à celui de 93, total des décès dans la population indigène, nous avons 168 décès sur 95,000 personnes, soit 1 sur 565, et 16,8 sur 9,500 pour moyenne de la saison.

Ce chiffre de la mortalité est très-minime, surtout si on le compare à celui de certaines localités dont on a vanté outre mesure les conditions climatériques.

« Tandis que le chiffre moyen des décès, dit M. Tay-
» lor, est annuellement à Pau de 1 sur 45, comme
» l'ont démontré les tables statistiques, la mortalité ne
» s'est certainement pas élevée, chez les Anglais, à plus
» de 1 sur 65 ou 70 [1]. » Or, je viens de prouver qu'à
Cauterets la mortalité chez les étrangers ne s'élevait pas
au-delà de 1 sur 1,066.

La différence réelle entre les décès dans ces deux localités serait-elle cinq ou six fois moindre, à cause de
la durée du séjour, qui ne dépasse guère à Cauterets un
mois pour les étrangers, qu'elle ne laisserait pas que
d'être encore énorme.

Il est impossible de ne pas être frappé du chiffre
presque nul de la mortalité, eu égard au nombre
d'étrangers qui fréquentent Cauterets et à la gravité
des maladies qui y sont traitées. On sait, en effet, que,
parmi ces dernières, les affections chroniques des voies
respiratoires occupent une place importante.

Que deviendraient donc les malades si des influences
climatériques pernicieuses et des affections intercurren-
tes compliquaient des états morbides déjà si graves par
eux-mêmes? Heureusement il n'en est point ainsi, et
les conditions du milieu dans lequel les valétudinaires
se trouvent placés aident plutôt qu'elles n'entravent
l'action thérapeutique des eaux.

[1] *De l'influence curative du climat de Pau*, p. 115.

DEUXIÈME PARTIE

LES EAUX MINÉRALES ET LES ÉTABLISSEMENTS THERMAUX.

Vingt-deux sources, de température et de composition différentes, donnant ensemble près d'un million et demi de litres d'eau en vingt-quatre heures, et alimentant neuf établissements où sont réunis tous les appareils et toutes les installations de la science moderne, telles sont les richesses qui font de Cauterets une station thermale incomparable [1].

[1] Le débit total des sources sulfurées de Luchon, qui passe avec raison pour être une des stations les plus importantes de l'Europe, n'est que de 587,788 litres en vingt-quatre heures, celui des Eaux-Bonnes de 75,370 litres, et celui de Barèges de 232,608. (*Dictionnaire des eaux minérales*, t. 11, p. 292.)

SECTION PREMIÈRE

—

EAUX MINÉRALES.

Les sources sont divisées en trois groupes principaux, d'après leur situation topographique : le groupe de l'Est, le groupe de l'Ouest ou du centre et le groupe du Sud. Voici la nomenclature générale de ces sources avec l'indication de leur thermalité et de leur débit par vingt-quatre heures :

			Température au therm. cent. Degrés.	Débit par 24 heur. Litres.
Groupe de l'Est.	César.		48,40	224,755
	Espagnols.		48,20	92,392
	Pauze-Nouveau (filet détourné de César).			
	Pauze-Vieux.		43	55,152
	Sulfureuse nouvelle.			11,160
	Rocher.		39	120,000
	Rieumiset.		16,7	28,360
Groupe de l'Ouest.	La Raillère	Source chaude. . . .	38,7	74,000
		Tempérée du Sud. .	37,5	20,000
		Tempérée du Nord.		17,000
	Le Pré.		48	31,248
	Petit-St-Sauveur	Source vieille. . .	34	26,690
		Source nouvelle .		95,000
		A reporter. . . .		795,757

		Report. . . .	795,757
Mauhourat.	50		21,600
Les Yeux.	31		2,840

Les OEufs { source A. — B. — C. — D. — E. — F. } réunies en un seul griffon. . . 55   590,000

Le Bois { Source chaude.	43,3	21,600
Source tempérée.	33,7	8,640

$$\text{TOTAL.} \ldots \ldots \quad 1,440,437$$

§ I\ier

Propriétés physiques et chimiques.

Toutes les eaux de Cauterets présentent, à peu de chose près, les mêmes propriétés physiques. Elles sont limpides, incolores, douces et onctueuses au toucher, d'une saveur et d'une odeur sulfureuses. Leur densité est un peu plus élevée que celle de l'eau distillée (1,802 au plus). Leur température varie de 16° à 55° C. Elles dégagent spontanément du gaz azoté et une très-petite quantité d'acide sulfhydrique. Elles ne déposent pas de soufre ; elles ne bleuissent pas et ne blanchissent ni dans les réservoirs ni dans les baignoires.

J'ai démontré, par de nombreuses expériences galva-nométriques, que les courants électriques développés au sein de nos eaux exposées au contact de l'air sont peu intenses, ce qui tient à la stabilité de leurs principes constituants [1].

Il existe plusieurs analyses des eaux minérales de Cauterets ; mais les plus récentes, celles qui doivent inspirer le plus de confiance et qui sont acceptées aujourd'hui par tout le monde, appartiennent à MM. Filhol et Reveil. Voici comment ces éminents chimistes ont groupé les divers éléments dont se composent nos sources :

Sulfure de sodium.
— de fer.
Chlorure de sodium.
— de potassium.
Carbonate de soude.
Sulfate de soude.
Silicate de soude.
— de chaux.
— de magnésie.
Silice.
Phosphate de chaux.
— de magnésie.
Borate de soude.
Iodure de sodium.
Fluor ou fluorure de calcium.

[1] Voir mes *Études médicales et scientifiques sur les eaux de Cauterets*, p. 232, ou *Annales de la Société d'hydrologie médicale de Paris*, t. XII, p. 449.

Matière organique.

Gaz azote.

— oxygène.

En examinant le tableau ci-joint, on voit que le sulfure de sodium et les silicates alcalins dominent dans les eaux de Cauterets. Viennent ensuite le chlorure de sodium et le sulfate de soude. Elles renferment aussi une quantité notable de matière organique. Mais il s'en faut que ces divers éléments s'y trouvent dans les mêmes proportions.

Sous le rapport de la sulfuration, les eaux de Cauterets doivent être ainsi classées : *César, Espagnols, Pauze-Vieux,* groupe des *OEufs, la Raillère, le Pré, Mauhourat, le Petit-Saint-Sauveur, le Rocher, le Bois, Rieumiset.*

Le sulfure de sodium et les silicates de soude, de chaux et de magnésie, constituent les sels à réaction alcaline que nos eaux renferment. Or, la plupart d'entre elles sont remarquables par leur alcalinité brute, comme le prouve le tableau suivant :

NOMS DES SOURCES :	Quantité de sels à réaction alcaline contenue dans un litre d'eau.
César.	0gr1353
Espagnols.	0,1356
Pauze-Vieux..	0,0950
Le Rocher.	

TABLEAU INDIQUANT LES PROPORTIONS DES PRINCIPES CONTENUS DANS LES SOURCES DE CAUTERETS.

NOMS DES SOURCES.	SULFURE DE SODIUM.	HYPOSULFITE DE SOUDE.	SULFURE DE FER.	CHLORURE DE SODIUM.	CHLORURE DE POTASSIUM.	CARBONATE DE SOUDE.	SULFATE DE SOUDE.	SILICATE DE SOUDE.	SILICATE DE CHAUX.	SILICATE DE MAGNÉSIE.	PHOSPHATE DE CHAUX.	PHOSPHATE DE MAGNÉSIE.	BORATE DE SOUDE.	IODURE DE POTASSIUM.	FLUOR.	SILICE.	MATIÈRES ORGANIQUES.	GAZ AZOTÉ.
CÉSAR	0g0239	»	0g0004	0g0718	trac.	trac.	0g0080	0g0656	0g0431	0g0007	trac.	trac.	trac.	trac	trac.	»	0g0450	22cc55
ESPAGNOLS	0,0251	»	0,0005	0,0706	id.	id.	0,0089	0,0648	0,0470	0,0007	id.	id.	id.	id.	id.	»	0,0482	72,30
PAUZE-VIEUX	0,0189	»	0,0005	0,0779	id.	id.	0,0098	0,0456	0,0505	traces.	id.	id.	id.	id.	id.	»	0,0464	21,65
ROCHER	0,0130	0g0012	»	»	»	»	»	»	»	»	»	»	»	»	»	»	»	»
RIEUMISET	»	0,0004	»	»	»	»	»	»	»	»	»	»	»	»	»	»	»	»
RAILLÈRE — Source chaude	0,0177	»	traces.	0,0598	trac.	trac.	0,0467	0,0051	0,0324	traces.	trac.	trac.	trac.	trac.	trac.	0g0195	0,0550	22,30
RAILLÈRE — Source tempérée du Sud	0,0177	»	id.	0,0563	id.	id.	0,0396	0,0086	0,0296	id.	id.	id.	id.	id.	id.	0,0316	0,0550	23,10
LE PRÉ	0,0170	»	»	»	»	»	»	»	»	»	»	»	»	»	»	»	»	»
PETIT-ST-SAUVEUR — Source vieille	0,0155	0,0010	»	»	»	»	»	»	»	»	»	»	»	»	»	»	»	»
PETIT-ST-SAUVEUR — Source nouvelle																		
MAUHOURAT	0,0165	»	0,0004	0,0800	trac.	trac.	0,0075	0,0625	0,0450	0,0007	trac.	trac.	trac.	trac.	»	»	0,0460	25,90
LES YEUX	0,0179	»	»	»	»	»	»	»	»	»	»	»	»	»	»	»	»	»
ŒUFS — Source A ou 2e Mauhourat en bas	0,0114	»	0,0004	0,0874	trac.	trac.	0,0109	0,0485	0,0452	0,0006	trac.	trac.	trac.	trac.	»	»	0,0525	27,15
ŒUFS — B ou de la Galerie	0,0111	»	0,0004	0,0942	id.	id.	0,0109	0,0716	0,0255	0,0003	id.	id.	id.	id.	»	»	0,0432	29,9
ŒUFS — C ou de la Cascade	0,0117	»	0,0002	0,1036	id.	id.	0,0100	0,0676	0,0285	0,0002	id.	id.	id.	id.	»	»	0,0414	23,3
ŒUFS — D ou Supérieure	0,0182	»	0,0002	0,1112	id.	id.	0,0128	0,0481	0,0527	0,0003	id.	id.	id.	id.	»	»	0,0610	29,2
ŒUFS — E ou du Rocher	0,0109	»	0,0002	0,0865	id.	id.	0,0103	0,0856	0,0258	0,0002	id.	id.	id.	id.	»	»	0,0410	22,8
ŒUFS — F ou du Gave	0,0134	»	0,0002	0,0914	id.	id.	0,0091	0,1215	0,0222	0,0003	id.	id.	id.	id.	»	»	0,0495	22,5
BOIS — Source chaude	0,0107	0,0062	traces.	0,0746	id.	id.	0,0368	0,0102	0,0355	traces.	id.	id.	id.	id.	id.	0,0283	0,0360	24,10
BOIS — Source tempérée	0,0055	0,0075	id.	0,0528	id.	id.	0,0492	0,0047	0,0607	id.	id	id.	id.	id.	id.	0,0058	0,0340	25,8

I. — THERMES DE CÉSAR ET ESPAGNOLS.

Fig. 1.

A.   B.

Fig. 2. — *Étage.*

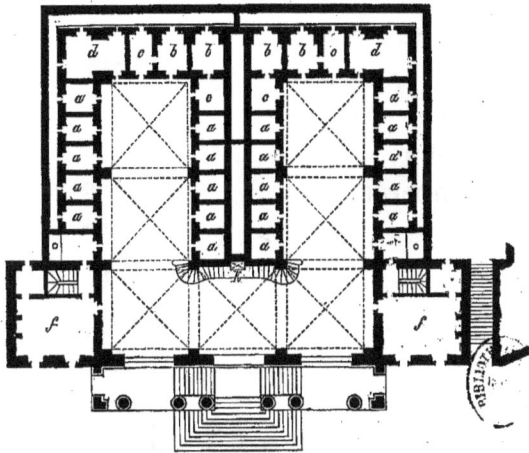

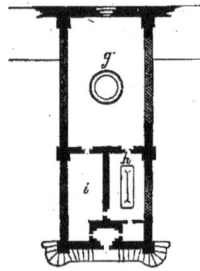

A. Partie de César.
B. Partie des Espagnols.
  a. Cabinets de bains.
  b. Grandes douches.
  c. Vestiaires.
  d. Bains de pieds.
  f. Chauffoirs.
  g. Inhalation.
  h. Pulvérisation.
  i. Vestiaire.
  k. Buvette.

II. — PAUZE-VIEUX.

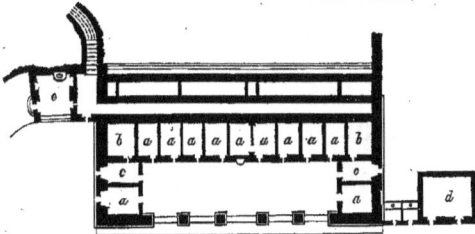

a. Cabinets de bains.
b. Grandes douches.
c. Vestiaires.
d. Chauffoir.
e. Buvette.

III. — LA RAILLÈRE

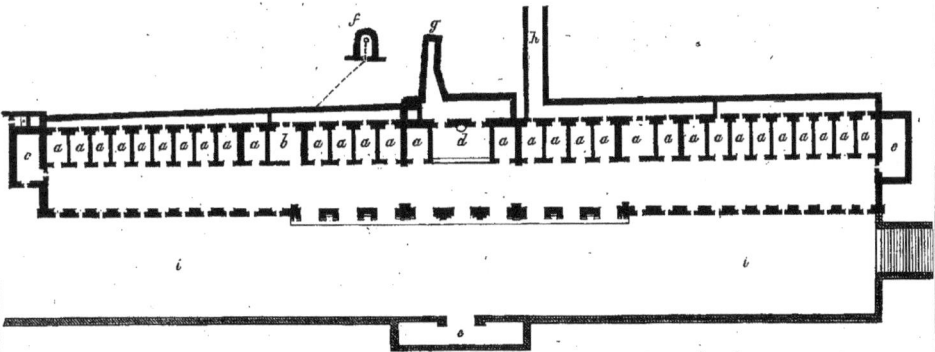

a. Cabinets de bains.   *d.* Buvette.   *g.* Source chaude.
b. Régisseur.   *e.* Gargarisoir.   *h.*   »   tempérée du Nord.
c. Chauffoirs.   *f.* Source tempérée du Sud.   *i.* Terrasse.

La Raillère.	Source chaude.........	0,0582
	Source tempérée........	0,0559
Le Petit-Saint-Sauveur............		0,0564
Mauhourat................		0,1217
Le Pré.....................		
Le Bois.....	Source chaude.........	0,0562
	Source tempérée........	0,0709
Les OEufs..	Source A.............	0,1057
	— B.............	0,1065
	— C.............	0,1078
	— D.............	0,0973
	— E.............	0,1205
	— F.............	0,1576

On voit que les eaux les plus alcalines de Cauterets sont les *Espagnols*, *César*, *Mauhourat* et les *OEufs*. La faible quantité de silicates alcalins que contiennent les eaux de la *Raillère* et du *Bois*, relativement aux autres sources, est digne de remarque. Je ferai observer aussi que dans les deux premières le silicate de chaux l'emporte de beaucoup sur le silicate de soude, et que l'inverse a lieu pour les autres. Enfin, ce qui distingue encore les sources de la *Raillère* et du *Bois*, c'est la présence de la silice libre et une proportion relativement assez forte de sulfate de soude.

J'ai déjà dit que le chlorure de sodium était un des éléments minéralisateurs qui dominaient dans les eaux de Cauterets. Les plus chlorurées sont les sources du groupe des *OEufs*, *Mauhourat* et *Pauze-Vieux*; viennent ensuite le *Bois*, *César*, les *Espagnols* et la *Raillère*.

Quant à la matière organique, sa quantité paraît être
en rapport avec l'alcalinité brute des sources ; aussi,
est-elle plus abondante dans le groupe des *OEufs, Mau-
houral, César* et les *Espagnols,* que dans les eaux de la
Raillère et du *Bois.*

Il résulte de cette comparaison des diverses sources de
Cauterets entre elles que, si leur situation topographique justifie leur division en plusieurs groupes, les analyses démontrent que toutes celles d'un même groupe
sont loin de se ressembler au point de vue de la composition chimique. Il est de la plus haute importance de
tenir compte, dans la pratique, de ces différences, qui
se trouvent d'ailleurs en rapport avec les effets physiologiques et thérapeutiques des eaux.

§ II.

Action de l'air. — Eaux dégénérées.

Toutes les eaux sulfureuses sont plus ou moins altérées par le contact de l'air, et les transformations qu'elles
éprouvent se rapportent non - seulement à leurs éléments minéralisateurs, spécialement au sulfure, mais
encore à la matière organique qu'elles renferment. Les
diverses métamorphoses que cette substance subit par
l'action de l'air, caractérisent la décomposition, ou dégénérescence des eaux sulfureuses, tout aussi bien que les

combinaisons nouvelles qui se forment dans ces eaux. Je parlerai donc des unes et des autres.

L'air n'agit pas de la même façon sur toutes les sources sulfurées sodiques, car elles n'ont pas toutes le même degré d'altérabilité, et les produits de leur décomposition ne sont point identiques. Je les ai ainsi classées, d'après la manière dont elles se comportent au contact de l'air [1] :

1° Celles dont l'aspect ne subit aucun changement ou que des modifications à peine appréciables. Dans ce cas, le monosulfure de sodium se transforme plus particulièrement en sulfite, hyposulfite et sulfate de soude ; il se dégage très-peu d'hydrogène sulfuré ;

2° Celles qui acquièrent une coloration jaune-verdâtre résultant de la transformation de leur monosulfure en polysulfure. Dans ces eaux, le soufre produit de l'acide sulfhydrique, qui se dégage, et du sulfate de soude ;

3° Celles qui, après ou sans avoir jauni, deviennent lactescentes, louches, opalines ou bleuâtres. Ces diverses colorations tiennent à du soufre très-divisé qui se précipite, par une décomposition plus complète et d'un autre ordre que dans les eaux précédentes.

Les sources de Cauterets doivent être classées dans la première catégorie. C'est à tort que certains auteurs ont prétendu que leur principe sulfureux se transformait en

---

[1] *Études médicales et scientifiques sur les eaux minérales de Cauterets*, p. 93.

polysulfure tenu en suspension, et par conséquent qu'elles jaunissaient. Le contact de l'air, quelque prolongé qu'il soit, ne modifie point leur aspect, et elles ne dégagent qu'une très-minime quantité de gaz sulfhydrique.

« Les principaux produits de l'altération que subissent les eaux de Cauterets, quand elles sont en présence de l'air, dit M. Filhol, m'ont paru consister en carbonate, silicate et hyposulfite de soude. Ces eaux, lorsqu'elles sont partiellement dégénérées, sont riches en hyposulfite de soude, ce qui s'explique aisément, puisque l'élément sulfureux ne se dissipant qu'en minime partie sous forme gazeuse, subit au sein de l'eau elle-même la combustion qui le transforme en hyposulfite [1]. »

Les eaux sulfureuses peuvent être altérées à leur griffon, et, dans ce cas, il est probable qu'elles ont traversé des couches de terrain superficielles avant d'arriver à leur point d'émergence, ou seulement sur les lieux d'emploi, et alors la dégénérescence tient aux installations hydro-balnéaires.

Si l'on jette un coup-d'œil sur le tableau de la p. 24, on verra que trois de nos sources, le *Rocher*, le *Petit-Saint-Sauveur* et le *Bois*, contiennent une petite proportion d'hyposulfite de soude associé au sulfure de sodium, et qu'une seule, *Rieumiset*, renferme une quantité à peine appréciable d'hyposulfite de soude sans trace de

---

[1] *Recherches sur les eaux minérales des Pyrénées*, p. 233.

sulfure de sodium. Dans les trois premières, la dégénérescence est donc incomplète et plus ou moins profonde, tandis que la quatrième est tout-à-fait dégénérée.

Un des caractères les plus saillants des eaux sulfureuses, c'est de déposer, quand elles ont été en contact avec l'air pendant un certain temps, des substances qui participent tout à la fois du règne végétal et du règne animal, et qui se forment dans les eaux en plus ou moins grande quantité, suivant certaines conditions physiques et chimiques. Ces dépôts organiques, que l'on désigne communément sous le nom collectif de *barégine*, présentent une composition très-complexe.

L'examen microscopique démontre que parmi les substances azotées qui les composent, les unes sont organisées, tandis que les autres ne présentent aucune trace d'organisation. Les premières sont des conferves et des animalcules.

Il y a plusieurs variétés de conferves; mais la plus intéressante est celle à laquelle M. Fontan a donné le nom de *sulfuraire*, parce qu'on ne la rencontre nulle part ailleurs que dans les eaux sulfureuses. Elle consiste en une substance filamenteuse, blanchâtre, que l'on remarque à la surface des eaux sulfureuses qui courent à l'air libre.

Les animalcules microscopiques sont des infusoires, des helminthes et des crustacés.

Quant aux matières non organisées, elles constituent

les variétés connues sous le nom de *glaires*, *substance floconneuse*, *gélatineuse*, *membraneuse*.

J'ai fait, sur l'origine des diverses substances dont les dépôts organiques des eaux sulfureuses sont formés, des recherches qui m'ont conduit aux conclusions suivantes :

La *sulfurose*, ou matière organique dissoute, donne naissance, lorsqu'elle est en contact avec l'air, à une plante confervoïde appelée *sulfuraire*.

Celle-ci se transforme à son tour en une substance glaireuse ou mucoïde, qui constitue, par ses divers états de concentration et de dessiccation, les substances organiques et amorphes qui entrent dans la composition des dépôts formés par les eaux sulfureuses (substance floconneuse, gélatineuse, membraneuse).

Les produits de la décomposition de la *sulfuraire* sont désignés sous le nom collectif de *sulfurine*.

Au fur et à mesure que les eaux s'altèrent par le contact de l'air, la *sulfurose* diminue, pendant que la *sulfuraire* et la *sulfurine* augmentent.

Dans les sources tout-à-fait dégénérées, on trouve encore quelquefois de la *sulfuraire*, bien que nos réactifs décèlent à peine des traces de principes sulfureux. [1]

Les transformations que l'air fait subir aux principes minéralisateurs et à la matière organique des eaux sul-

---

[1] Voir: *Études médicales et scientifiques des eaux minérales de Cauterets*, p. 98 et suivants.

fureuses, sont loin de s'opérer avec la même rapidité dans toutes les sources. Ainsi, j'ai démontré par une série d'expériences dont les résultats sont consignés dans mon ouvrage principal [1], que la décomposition de nos eaux au contact de l'air s'effectue très-lentement. D'un autre côté, les recherches de MM. Filhol et Lefort sur les eaux de Cauterets conservées dans des bouteilles bouchées prouvent aussi la stabilité de leur principe sulfureux. Je ferai connaître les résultats de ces expériences quand il sera question de nos eaux transportées.

§ III.

Comparaison des eaux de Cauterets avec les principales sources des Pyrénées, sous le rapport de la composition chimique.

Comparées aux autres sources des Pyrénées, celles de Cauterets présentent une sulfuration moyenne. Elles sont moins sulfureuses que la plupart des sources de Luchon, de Baréges, et même que certaines des Pyrénées-Orientales, comme le Vernet, Moligt et Olette; mais elles le sont plus que celles de Bonnes, Saint-Sauveur, Amélie, etc.

On se tromperait grandement, si l'on jugeait toujours de la sulfuration d'un bain d'après celle de la source

---

[1] *Ouv. cité*, p. 94.

thermale qui le fournit, par exemple : la *Reine*, à
Luchon, est trois fois aussi sulfureuse que la *Raillère*
de Cauterets, cependant un bain à 35 degrés préparé
avec l'eau de cette dernière source contient autant de
sulfure de sodium qu'un bain de la *Reine* à la même
température. Cela s'explique par la différence que présente la thermalité des sources à leur griffon. En effet,
la *Reine* ayant 54 degrés, il faut ajouter une certaine
quantité d'eau froide pour la ramener à la température
de 35°, ce qui n'est point nécessaire pour l'eau de la
Raillère, puisqu'elle marque 37° seulement au griffon.

Le rôle important que la température des sources joue
dans la composition et l'action des bains n'a point échappé
aux auteurs du *Dictionnaire d'hydrologie médicale;* car
ils disent, en parlant des eaux du Vernet : « Nous ferons
remarquer que leur température élevée est elle-même
un inconvénient, puisqu'elle ne permet le bain qu'à
condition de mélanges qui affaiblissent l'eau minérale et
l'altèrent toujours en quelque chose, ou d'un refroi-
dissement dont les inconvénients sont encore plus
grands »[1]. D'un autre côté, M. Filhol s'exprime ainsi au
sujet des eaux d'Amélie-les-Bains : « Étant très-chaudes
et moyennement sulfureuses, elles doivent fournir des
bains qui ne renferment qu'une dose peu considérable
de sulfure de sodium [2] ».

[1] T. II, p. 899.

[2] *Eaux minérales des Pyrénées*, p. 399.

Au reste, la sulfuration des eaux considérée isolément n'a qu'une importance secondaire, puisque les plus sulfureuses sont quelquefois les moins actives, et réciproquement. C'est ce que M. Filhol a fait remarquer avec raison dans son ouvrage [1].

Une condition qu'il est essentiel de faire ressortir dans la composition des eaux sulfureuses, au point de vue des applications pratiques, c'est leur plus ou moins grande richesse en sels alcalisés. Or aucune station thermale des Pyrénées ne réalise cette condition au même dégré que Cauterets. Ax, dans l'Ariége, est la localité où se trouvent les eaux dont l'alcalinité brute se rapproche le plus de celle de quelques sources de Cauterets. Ainsi, dans la première station, les *Canons*, qui représentent le maximum de l'alcalinité, contiennent 0^g1503 de sels à réaction alcaline par litre (Garrigou), et la source F. du groupe des *OEufs* à Cauterets en contient 0^g1576 (Filhol). Voici, d'ailleurs, dans quel ordre il faut classer les principales localités thermales des Pyrénées d'après la richesse de leurs eaux sulfureuses en principes alcalins :

Cauterets.	(Hautes-Pyrénées).
Ax	(Ariége).
Moligt.	(Pyrén.-Orientales).
Olette.	(id.)

[1] *Ouv. cité*, p. 414.

Amélie. . . . . .   (Pyrén.-Orientales).
Vernet . . . . . .   (id.)
Eaux-Chaudes . .   (Basses-Pyrénées).
Baréges. . . . . .   (Hautes-Pyrénées).
Saint-Sauveur . .   (id.)
Luchon. . . . . .   (Haute-Garonne).
Eaux-Bonnes. . .   (Basses-Pyrénées).

Les sources de Cauterets figurent aussi parmi celles des Pyrénées qui renferment le plus de chlorure de sodium. En effet, le maximum par titre est :

Bonnes. . . . . de $0^{g}2640$ (Source Vieille).
Cauterets. . . .   0,1112 (S. D. du groupe des Œufs).
Baréges. . . . .   0,0831 (S. du Tambour).
Luchon. . . . .   0,0858 (S. Bordeu n° 1).
Saint-Sauveur..   0,0735 (S. de l'Établissem.).
Amélie.   0,0418
Ax . . . .   0,0350 (S. Viguerie).
Molitg.   0,0168
Vernet..   0,0121

De toutes les eaux sulfureuses thermales des Pyrénées, celles de Baréges et de Saint-Sauveur sont les seules qui se rapprochent des sources de Cauterets par la composition chimique et la stabilité du principe sulfureux.

Si les eaux d'Ax ont avec les nôtres une étroite analogie par l'alcalinité; elles en diffèrent sous tous les autres rapports , spécialement par la manière dont elles se comportent au contact de l'air, puisqu'elles se décomposent rapidement en laissant déposer du soufre.

Le groupe des Pyrénées-Orientales diffère de celui des Hautes-Pyrénées par une plus grande altérabilité, une proportion beaucoup moindre de chlorure de sodium et la présence de l'acide carbonique (Anglada et Filhol).

Mais c'est surtout du côté des eaux de Luchon que sont les différences les plus tranchées. En effet, outre qu'elles s'altèrent très-vite au contact de l'air, qui agit sur elles comme sur les eaux d'Ax, elles sont bien moins alcalines que les nôtres, et elles contiennent moins de chlorure de sodium. Tandis que le silicate de soude domine dans les eaux de Cauterets, excepté la *Raillère* et le *Bois,* comme nous l'avons vu précédemment, celles de Luchon en contiennent très-peu; sa proportion est inférieure à celle de la silice libre, du silicate de chaux et du sulfate de soude.

Est-il donc possible, je le demande, que des eaux aussi dissemblables soient indifféremment employées contre une même classe de maladies ?

La source de la buvette des Eaux-Bonnes contient un peu plus de sulfure et surtout beaucoup plus de chlorure de sodium que la source de la *Raillère* à Cauterets. Elle est aussi plus riche en sels de chaux et moins alcaline. Le seul point de ressemblance que ces deux sources offrent entre elles, à part la nature du principe sulfureux, qui est le même dans l'une et dans l'autre, c'est la présence de la silice libre.

Je ne dirai rien de l'eau de Labassère comparée à celle de Cauterets, car il me semble logiquement impossible d'établir un parallèle entre les eaux froides et les eaux thermales, quelle que soit leur analogie en apparence.

SECTION II

ÉTABLISSEMENTS THERMAUX & INSTALLATIONS HYDRO-BALNÉAIRES [1]

§ Ier

Établissements alimentés par les sources du groupe de l'Est.

THERMES *ou* ÉTABLISSEMENT DE CÉSAR ET DES ESPAGNOLS (planche Ire, fig. 1 et 2. — Vaste établissement situé sur une des places de la ville et dont l'aspect est monumental. La nef, qui forme l'intérieur, est divisée en deux parties égales : à droite sont les bains des *Espagnols*, à gauche ceux de *César*. Au centre, on voit une magnifique buvette en marbre du pays surmontée d'un double escalier. Le robinet de droite est alimenté par l'eau des *Espagnols*, celui de gauche par l'eau de *César*.

Il y a dans chacune des deux ailes de l'établissement

---

[1] Voir les plans à la fin de l'ouvrage.

dix cabinets de bains, dont cinq contiennent une douche parabolique placée au-dessus de la baignoire, deux cabinets spéciaux précédés de vestiaires pour les grandes douches, et une salle destinée aux bains de jambes à eau courante.

Peu d'établissements possèdent un système de douches aussi complètes et aussi puissantes que les *Thermes* de Cauterets. Ces douches sont à volonté chaudes, tempérées, froides, écossaises, en jet et en arrosoirs.

L'escalier qui est au-dessus de la buvette conduit à la salle de pulvérisation, dans laquelle ont été installés tous les appareils propres au traitements des affections chroniques des premières voies aériennes, et à la salle d'inhalation, où les malades respirent de la vapeur d'eau mêlée d'une très-petite quantité de gaz sulfhydrique.

ÉTABLISSEMENT DU ROCHER ET DE RIEUMISET. — La source du *Rocher* et celle de *Rieumiset* alimentent un établissement remarquable par ses belles proportions, son élégance et ses installations hydro-balnéaires.

Dans une magnifique galerie parfaitement éclairée, et que terminent deux ailes latérales, se trouvent une buvette, deux gargarisoirs, vingt-trois cabinets de bains, deux cabinets de douches à faible pression, deux cabinets pour bains de siége à eau courante avec douches vaginales, et un cabinet pour douches ascendantes rectales.

J'ai déjà dit que la dégénérescence de l'eau du *Rocher*

rendait une buvette et des gargarisoirs tout-à-fait inutiles dans cet établissement.

ÉTABLISSEMENT DE PAUZE-VIEUX (planche II). — C'est le premier que l'on rencontre sur le plateau du *Pic-des-Bains*. Il se compose d'une buvette, de dix cabinets de bains et de deux cabinets de douches précédés chacun d'un vestiaire.

On trouve à *Pauze-Vieux* un système de douches ascendantes et descendantes parfaitement organisé. Toutefois les douches descendantes ont une faible pression.

Cet établissement est un des mieux construits et des plus confortables de notre station.

BUVETTE DU PAVILLON. — Située au-dessus de l'établissement de *Pauze-Vieux*, entre les réservoirs et l'entrée de la galerie inférieure. Elle est alimentée par l'eau de deux sources seulement, *César* et *Pauze-Vieux*, bien qu'elle possède quatre robinets qui devraient fournir l'eau de quatre sources différentes, s'il fallait s'en rapporter aux inscriptions qui les surmontent.

ÉTABLISSEMENT DE PAUZE-NOUVEAU (altitude 1053 mètres). — Important, à cause de sa proximité des griffons de *César*, mais fort mal installé. Il renferme une buvette, dix cabinets de bains et un cabinet de douches, qui ne sont éclairés que par la porte. Les douches, d'une simplicité primitive, ont une pression de 3 mètres au maximum.

BUVETTE DE CÉSAR *ou* DE LA GALERIE. — C'est la plus

rapprochée des griffons de *César*, et, malgré cette proximité, l'eau qui l'alimente n'a pas une sulfuration sensiblement supérieure à celle de la buvette des *Thermes*.

§ II.

Établissements alimentés par les sources du groupe de l'Ouest.

Établissement de la Raillère (planche III). — Peu d'établissements thermaux présentent d'aussi bonnes conditions que celui de *La Raillère*, sous le rapport de l'installation. En effet, il est situé au point même où les sources ont été captées, de telle sorte que la buvette se trouve à 5 mètres seulement du griffon, et que les premiers cabinets n'en sont distants que de dix mètres.

L'établissement contient vingt-neuf cabinets de bains, dont un à deux baignoires ; quatre possèdent des douches ascendantes vaginales. Ces cabinets, assez bien éclairés, à l'exception de deux, mesurent 3 mètres de côté sur 3 mètres de hauteur.

Vis-à-vis de l'établissement, un pavillon éclairé par des cloisons vitrées est destiné aux malades qui font usage des eaux en gargarisme.

§ III.

Établissements alimentés par les sources du groupe du Sud.

Buvette du Pont de Benqués. — Installée provisoirement dans un pavillon de bois situé à l'extrémité du Pont de Benqués, elle reçoit l'eau de *Mauhourat* et celle des *Œufs*. C'est la buvette la plus fréquentée après la *Raillère*.

Établissement du Petit-Saint-Sauveur (altitude 1065 mètres). — Il se compose de dix cabinets de bains, dont quatre à deux baignoires. Deux cabinets contiennent chacun une douche vaginale.

Ce petit établissement laisse beaucoup à désirer sous le rapport des installations hydro-balnéaires ; mais la découverte d'une nouvelle source a permis au propriétaire de le remplacer par un établissement beaucoup plus confortable, qui devra être achevé pour la saison de 1867.

Établissement du Pré (altitude 1075 mètres). — L'installation défectueuse des moyens balnéo-thérapiques dans cet établissement est d'autant plus regrettable, que la proximité du griffon de la source rend l'appropriation facile et peu dispendieuse. Aussi, serait-il bien plus fréquenté, si son organisation était meilleure.

Il renferme une buvette, seize cabinets de bains et deux cabinets de douches. La pression des douches est trop faible.

GROTTE DE MAUHOURAT (altitude 1075 mètres). — Elle se trouve un peu au-dessous de la source de *Mauhourat*, de sorte que l'eau de cette source présente au robinet de la buvette les mêmes propriétés physiques et chimiques qu'au griffon.

ÉTABLISSEMENT DU BOIS (altitude 1147 mètres). — Le plus éloigné et le plus élevé de tous les établissements de Cauterets. Il se compose de deux petites piscines, de quatre cabinets de bains et de cinq douches, deux dans les salles de piscine et trois dans des cabinets de bains. Ces douches sont très-mal installées et n'ont pas assez de pression.

L'établissement du Bois, alimenté par des sources excellentes, doit être reconstruit très-prochainement sur de nouvelles bases, entre *Mauhourat* et le Pont de Benqués.

ÉTABLISSEMENT DES ŒUFS (planche IV). — Situé parallèlement à la rue de la *Raillère*, au milieu des charmantes promenades qui longent le Gave, cet établissement sera certainement un des plus vastes, des plus confortables de l'Europe [1]. Nous espérons que la Compagnie fermière des Eaux de Cauterets l'aura achevé avant deux ans.

Voici ses proportions : 47 mètres de façade sur 45 mètres de profondeur ; galerie principale 6 mètres 50 de largeur et 35 mètres de longueur ; galeries latérales

---

[1] Il est aujourd'hui en construction.

2 *

5 mètres de largeur sur 20 mètres de longueur. Les galeries, vitrées à l'intérieur, donneront sur un jardin anglais qui occupera le centre de l'établissement.

Les six cents mille litres d'eau sulfureuse que la source des *Œufs* verse en vingt-quatre heures doivent alimenter vingt cabinets de bains, dont quatre à deux baignoires (une pour enfant), précédés de vestiaires et aussi confortables que possible ; des douches de toute espèce, à haute et à faible pression, chaudes, tempérées, écossaises, froides, en jets, en arrosoirs, en cercles, en lame, etc.; deux bains de siége à épingles et deux autres en lame ; un système complet de douches ascendantes installées dans deux locaux spéciaux pourvus de cabinets de toilette ; deux chambres de massage avec lits de repos.; un vaporarium et des étuves graduées ; enfin une piscine natatoire à eau sulfureuse courante de 20 mètres de longueur sur 8 mètres de largeur, entourée de vingt cabinets-vestiaires. En un mot, toutes les ressources de la science balnéaire moderne seront réunies dans le splendide établissement des *Œufs* de Cauterets. Mais ce qu'on ne trouve nulle part ailleurs, c'est un bassin de natation aussi vaste que celui des *Œufs*, et dans lequel l'eau minérale se renouvelle incessamment.

L'établissement sera alimenté d'eau sulfureuse chaude, d'eau sulfureuse refroidie et d'eau froide naturelle fournie par une source abondante située dans la montagne.

TROISIÈME PARTIE

ACTION PHYSIOLOGIQUE ET PATHOGÉNÉTIQUE DES EAUX
DANS LEURS DIFFÉRENTS MODES D'APPLICATION.

Voici comment j'ai défini, dans mon ouvrage principal, l'action physiologique et pathogénétique des eaux [1] :

Les modifications que les eaux minérales impriment
à l'organisme vivant sont générales et locales. Les premières se rapportent aux fonctions dont l'ensemble
constitue l'acte complexe de la nutrition, et les autres
à tel ou tel système, tel ou tel organe, tel ou tel tissu
en particulier.

Ces modifications s'exercent dans une limite purement physiologique quand elles se produisent sans troubler l'ordre des fonctions, sans déterminer d'indisposi-

---

[1] Page 141 et suivantes.

tions ou de maladies artificielles caractérisées par des symptômes propres. Mais elles sont pathogénétiques si elles donnent lieu à quelque manifestation morbide. Supposons, par exemple, que, sous l'influence de certaines eaux minérales, les fonctions plastiques soient activées, fortifiées, élevées à leur plus haute puissance, pour me servir des expressions de M. Pidoux [1] : Voilà des effets physiologiques, latents pour les sujets qui les éprouvent, mais que l'observateur peut apprécier par les résultats et surtout par certains phénomènes d'une valeur incontestable, comme les modifications imprimées à la circulation et à la chaleur animale.

Si, au contraire, les fonctions assimilatrices sont altérées, amoindries, les eaux excercent une action pathogénétique, qui n'échappe ni au sujet ni à l'observateur.

De même, certains organes peuvent être influencés physiologiquement et pathogéniquement par les eaux minérales. Dans le premier cas, leur action est limitée à une stimulation progressive et insensible ; dans le second, elles déterminent une fluxion que révèlent des symptômes caractéristiques. Combien de fois ne voit-on pas les eaux de Cauterets produire le coryza, la toux, la dzspnée, avec céphalalgie, chaleur fébrile, courbature et accablement, par suite d'un mouvement conges-

[1] *Annales de la Société d'hydrologie médicale de Paris*, T. VIII, p. 234.

tionnel qui s'est opéré sur la muqueuse aérienne ? C'est encore à l'action pathogénétique des eaux qu'est due l'irritation qui se manifeste le plus ordinairement à la gorge, et souvent du côté de l'anus et des organes génito-urinaires, etc., etc.

Les eaux minérales ont donc des effets physiologiques et pathogénétiques, comme les agents de la matiére médicale. Sans doute, ces effets ne sont pas toujours bien tranchés; mais parce qu'ils nous échappent quelquefois, il ne faut pas en conclure qu'il n'existent pas.

Je vais indiquer sommairement les effets des diverses sources de Cauterets employées à l'intérieur et à l'extérieur, c'est-à-dire les modifications qu'elles impriment aux fonctions assimilatrices et désassimilatrices, à la chaleur animale, ainsi qu'aux appareils organiques de l'économie.

Mes recherches ont été faites sur un certain nombre de valétudinaires qui ont bien voulu se soumettre à une observation attentive.

Toutefois, il m'a paru utile de soumettre les résultats que j'avais obtenus au contrôle d'une expérimentation purement physiologique, c'est-à-dire faite en dehors de toute condition morbide. Or, c'est sur moi-même que j'ai entrepris ces expériences difficiles. Il va sans dire que j'ai évité avec soin tout ce qui pouvait rendre les résultats douteux, et que je me suis entouré de toutes les précautions nécessitées par une étude aussi délicate.

On pourra apprécier la patience et la précision avec lesquelles mes observations ont été faites, en se reportant
aux tableaux que j'ai insérés dans mes *Études médicales
et scientifiques sur les eaux de Cauterets.*

SECTION PREMIÈRE

ACTION PHYSIOLOGIQUE ET PATHOGÉNÉTIQUE DES EAUX EMPLOYÉES EN BOISSON.

§ Ier

Voies digestives et digestion.

Parmi les sources de Cauterets, un certain nombre
seulement sont employées en boisson, ce sont : les *Espagnols, César, Pauze-Vieux,* le *Rocher,* la *Raillère*, le
Pré, Mauhourat et les *OEufs.*

Le degré de digestibilité de ces eaux paraît être
en rapport avec leur température : ainsi, les *OEufs,
Mauhourat, César,* les *Espagnols* et le *Pré* sont plus
facilement digérées que *Pauze-Vieux,* la *Raillère* et le
Rocher. Probablement aussi la prédominance des sels
alcalins et du chlorure de sodium influe sur cette différence.

Il y a encore une autre condition dont il est indispensable de tenir compte quand il s'agit des effets de nos

eaux sur les voies digestives : je veux parler de la dégénérescence, qui les rend pesantes à l'estomac et difficilement assimilables. C'est pourquoi je ne comprends
pas l'existence d'une buvette dans l'établissement du
Rocher. L'eau qui l'alimente est tellement altérée dans
sa matière organique et son principe sulfureux, que l'estomac ne l'absorbe pas ou qu'avec beaucoup de peine,
et qu'elle purge souvent par indigestion quand on la
boit à une dose assez élevée.

Cette remarque s'applique aussi, mais avec une certaine restriction, à l'eau de *Pauze-Vieux*, qui a subi
un peu d'altération quand elle arrive au robinet de la
buvette.

Les autres sources sont, au contraire, plus ou moins
bien tolérées par l'estomac, et elles déterminent ordinairement plutôt un peu de constipation que des dérangements du côté des voies digestives.

Elles exercent une action stimulante non-seulement
sur les parties du tube digestif avec lesquelles elles res-
tent le plus longtemps en contact, comme l'estomac et
le petit intestin, mais encore aux deux extrémités de ce
conduit, par l'effet d'un mouvement d'expansion périphérique. De là cette congestion des gencives et du
pharynx, à laquelle on a donné le nom de *stomatite* et
d'*angine sulfureuse;* de là aussi une irritation plus ou
moins vive qui survient quelquefois à l'anus, au bout
d'un certains temps, et qui se traduit par des ardeurs

plus ou moins vives, avec resserrement spasmodique du sphincter, des épreintes ou une fluxion hémorrhoïdaire.

La salive n'est jamais modifiée dans ses qualités, et elle augmente rarement; quelquefois même elle diminue.

Les fonctions de l'estomac et de l'intestin sont stimulées comme ces organes eux-mêmes : l'appétit augmente, la digestion devient plus facile et la nutrition plus active.

§ II.

Circulation.

Quelques médecins hydrologues prétendent que les eaux sulfureuses modifient la composition du sang quand elles ont été absorbées. Ce sont des théories purement hypothétiques, sur lesquelles je passe, pour m'occuper de phénomènes plus réels ou du moins beaucoup plus sensibles.

Les eaux de Cauterets modifient différemment la circulation du sang, par leur action immédiate, selon que leur température se rapproche de celle du corps humain, comme la *Raillère*, ou qu'elles ont un dégré supérieur, comme *César*, les *Espagnols*, *Mauhourat*, les *Œufs* et le *Pré*.

L'eau de la *Raillère* exerce sur la circulation une action caractérisée par le ralentissement du pouls d'abord et son accélération ensuite. Ces phénomènes de sédation et d'excitation constituent deux périodes distinctes qui

durent chacune environ trois heures. La période de
réaction est généralement plus marquée que la période
de sédation. Celle-ci est même à peine appréciable tant
que la dose de l'eau minérale ne surpasse pas un demi-
verre ordinaire. Les effets de l'eau de la *Raillère* sur la
circulation sont d'autant plus marqués que sa dose est
plus considérable et son usage plus longtemps continué.
Ce n'est qu'au bout d'un certain temps, ordinairement
vingt jours, que la moyenne générale du pouls s'élève,
et cette élévation ne se prolonge pas au-delà de quelques jours après l'usage de l'eau.

Les *Espagnols*, *César*, *Mauhourat*, les *Œufs* et le
Pré ont des effets primitifs un peu différents. Pendant
la première demi-heure qui suit l'ingestion de l'eau, le
nombre des pulsations artérielles augmente au lieu de
diminuer, puis la circulation se ralentit peu à peu pour
revenir au rhythme qu'elle avait avant l'usage de l'eau,
et même un peu au-dessous après une ou deux heures.
Mais les effets consécutifs sont à-peu-près les mêmes,
c'est-à-dire que la réaction succède aussi à la sédation.
Toutefois, il importe de faire observer que nos sources
hyperthermales n'élèvent pas les pulsations artérielles,
dans la période de réaction, au chiffre que celles-ci
atteignent par l'action de l'eau de la *Raillère*.

Lorsque la fièvre se déclare sous l'influence des eaux
de Cauterets, elle provient ou du défaut d'assimilation
des eaux, ou de la saturation, ou de congestions orga-

3

niques, ou enfin de l'exaspération de certains états pathologiques existants déjà.

§ III.

Voies respiratoires et respiration.

L'action exercée par nos eaux sur les voies respiratoires est, comme pour les autres organes que ces eaux modifient, physiologique ou pathogénétique, c'est-à-dire qu'elle se limite à une simple stimulation, où qu'elle va jusqu'à la congestion et même l'inflammation. Dans le premier cas, elle se manifeste par l'augmentation des sécrétions bronchiques, une sensation à peine appréciable de chaleur et de constriction du côté de la trachée et du larynx, avec quelques picotements qui provoquent la toux et l'expectoration. Dans le second cas, on observe une série de modifications pathologiques auxquelles M. Pidoux a donné avec beaucoup de justesse le nom de *grippes thermales*, et dont les symptômes varient depuis le simple coryza jusqu'à l'état fluxionnaire des poumons.

Ces symptômes ne sont que le premier degré de l'action pathogénétique de nos eaux. Il y en a d'autres plus profonds, plus persistants, plus graves, et que l'on doit considérer comme des signes de la saturation thermale. En voici l'énumération : Sensation douloureuse de chaleur et d'érosion au niveau du larynx et sous le sternum ; dyspnée quelquefois très-pénible ; toux sèche et fréquente ; douleurs vagues dans la poitrine , principalement sous les clavicules ; fièvre plus ou moins intense.

Les eaux de Cauterets peuvent produire l'hémopthysie, même avant que la saturation soit arrivée ; mais je dois dire que c'est l'exception lorsque l'emploi des eaux est sagement et convenablement dirigé.

Toutes nos sources n'ont pas le même degré d'activité dans leur action spéciale et élective sur les organes de de la respiration. La *Raillère, César* et les *Espagnols* sont celles qui exercent les modifications les plus énergiques ; *Mauhourat,* les *OEufs* et le *Pré* agissent plus particulièrement sur les voies digestives et la sécrétion urinaire.

J'ai fait de nombreuses expériences sur moi-même et sur plusieurs personnes , tant avec le papier imbibé d'une solution d'acétate de plomb qu'avec les tubes à boules de Liébig , et je n'ai jamais trouvé la moindre quantité de principes sulfureux dans les produits de l'expiration , même lorsque les eaux étaient prises à haute dose et qu'il y avait saturation.

§ IV.

Organes génito-urinaires et urination.

Les diverses sources de Cauterets ont cela de commun qu'elles augmentent l'activité fonctionnelle des reins, et qu'elles font rendre une quantité plus ou moins considérable de graviers d'acide urique et d'urates. Elles agissent aussi d'une manière spéciale sur la membrane muqueuse des organes génito-urinaires, qu'elles stimulent plus ou moins, et dont elles activent quelquefois la vitalité jusqu'à l'irritation.

Les dépôts formés par l'urine sont souvent colorés en rouge, comme dans les maladies fébriles. Cette teinte est due à un excès de la matière colorante désignée sous le nom d'*uroïdine*.

Plusieurs dépôts examinés au microscope m'ont paru formés d'acide urique, d'urates alcalins et terreux, de mucus et de lamelles d'épithélium. Dans quelques-uns j'ai trouvé des cristaux d'oxalate de chaux et de phosphate ammoniaco-magnésien.

Il y a une distinction importante à établir entre les sources de Cauterets sous le rapport des modifications qu'elles impriment à l'appareil génito-urinaire et à ses fonctions. Les plus alcalines, telles que *Mauhourat*, les *OEufs*, *César* et les *Espagnols*, agissent plutôt sur l'urination que sur les organes eux-mêmes ; tandis que les moins alcalines, comme la *Raillère*, ont une action plus complexe, plus profonde, si je puis m'exprimer ainsi. En effet, j'ai vu rarement les premières, notamment *Mauhourat*, employées seules, déterminer quelques symptômes d'irritation du côté du canal de l'urètre et du col de la vessie, symptômes que la *Raillère* provoque souvent lorsque son usage est longtemps continué. Il m'est arrivé de faire interrompre le traitement thermal à des femmes chez lesquelles l'emploi de l'eau de cette source à l'intérieur et à l'extérieur avait provoqué des symptômes de vaginite et même de métrite.

La *Raillère* exerce aussi une influence très-marquée sur les menstrues, qu'elle augmente généralement, par suite du mouvement fluxionnaire qui s'opère du côté de la matrice.

Enfin elle produit beaucoup plus souvent que les autres sources l'excitation du sens génital, les rêves érotiques et les pertes séminales.

§ V.

Système nerveux.

En général on a beaucoup exagéré l'action des eaux minérales sur le système nerveux, parce qu'on a pris souvent des effets médiats et secondaires pour des effets immédiats et primitifs.

Les eaux de Cauterets prises en boisson à des doses rationnelles ont sur le système nerveux une action insensible, c'est-à-dire qui n'est caractérisée par aucuns phénomènes particuliers. Les effets spasmodiques qu'on observe chez certaines personnes se lient le plus ordinairement à d'autres effets pathogénétiques, dont j'ai parlé précédemment. Inutile d'ajouter qu'il y a des exceptions qu'il faut rapporter à des dispositions individuelles particulières , à une susceptibilité nerveuse exagérée.

§ VI.

Système cutané.

Un des phénomènes les plus intéressants que produisent nos eaux employées en boisson , c'est l'élévation de la chaleur de la peau et l'augmentation progressive de sa moyenne. Mais il résulte des nombreuses expériences que j'ai faites , et dont les principales ont été rapportées dans mes *Études médicales et scientifiques sur les eaux de Cauterets*, que toutes les sources n'ont pas cette action au même degré. La *Raillère* est en première ligne ; viennent ensuite *César*, les *Espagnols*, le *Pré*, *Mauhourat* et les *OEufs*.

J'ai démontré que l'eau de la *Raillère* en boisson et à dose assez élevée exerçait sur la température de la peau, au bout d'un certain temps (vingt jours au moins), une action presque aussi énergique que les procédés hydrothérapiques les plus efficaces.

Les divers phénomènes qui constituent la poussée résultent plutôt de l'application des eaux en bains que de leur usage interne. C'est pourquoi les effets pathogénétiques sont assez rares. Ils ne consistent guère que dans des démangeaisons plus ou moins vives , quelques éruptions peu intenses et l'exaspération de certains états pathologiques.

Les réactifs les plus sensibles n'ont jamais révélé la présence du soufre dans les produits de la transpiration cutanée pendant l'usage des eaux de Cauterets en boisson.

§ VII.

Chaleur animale.

Les eaux de Cauterets augmentent la température du corps humain mesurée sous la langue, comme celle de la peau prise sous l'aisselle. Mais la proportion n'est pas la même. Ainsi, tandis que pendant l'usage prolongé de l'eau de la *Raillère*, le thermomètre placé sous l'aisselle s'est élevé jusqu'à 1°, 3 c. au-dessus de la moyenne, il n'a guère dépassé un demi-degré sous la langue.

Toutes les sources de Cauterets qui sont employées en boisson m'ont paru avoir, à un ou deux dixièmes de degré près, la même action sur la calorification organique. (Voir *Études médicales et scientifiques sur les eaux de Cauterets*, p. 176 et suivantes).

SECTION II.

ACTION PHYSIOLOGIQUE ET PATHOGÉNÉTIQUE DES EAUX EMPLOYÉES A L'EXTÉRIEUR.

§ Ier

Bains généraux.

BAINS A LA TEMPÉRATURE NORMALE (de 33° à 35° c.) Presque toutes les eaux de Cauterets employées en bains à la température normale ont sur l'appareil circulatoire des effets identiques que je résume ainsi :

Pendant le bain, ralentissement du pouls, ou action sédative sur la circulation; après le bain, réaction, c'est-à-dire accélération progressive du pouls, déterminant, dans l'espace de quatre ou cinq heures, une augmentation de 10 à 30 pulsations par minute sur le chiffre initial, suivant les sources. Plus la température se rapproche de 33° c., plus la sédation est marquée; la réaction est aussi plus intense, à la condition, toutefois, de ne pas donner au bain une durée trop longue, et surtout de ne pas le prolonger jusqu'à ce qu'il produise la sensation de froid.

L'eau de *César,* celle des *Espagnols* et de *Pauze-Nouveau* ont des effets primitifs différents de ceux que je viens d'indiquer : pendant le bain, même à la température de 34° c., le nombre des pulsations artérielles augmente au lieu de diminuer.

L'action de nos eaux sur la sécrétion urinaire, quand on les administre en bains, est à-peu-près la même que lorsqu'elles sont employées à l'intérieur : l'urine devient plus abondante; sa densité augmente pendant les premiers bains; celle qui est émise après le bain contient plus de sels et de matières organiques qu'à l'état normal.

La différence que je viens de signaler entre quelques sources du groupe de l'Est et celles des autres groupes quant à leurs effets primitifs sur la circulation, existe aussi pour la chaleur animale. Ainsi, pendant un bain d'eau de *César*, des *Espagnols* ou de *Pauze-Nouveau*, la chaleur organique mesurée sous la langue s'élève de plusieurs dixièmes de degré, tandis qu'elle ne varie pas pendant un bain préparé avec de l'eau de la *Raillère*, du *Pré*, du *Bois*, de *Pauze-Vieux*, etc. Pour ces dernières sources, c'est après le bain seulement qu'il y a augmentation progressive de la température du corps.

Toutes les eaux de Cauterets, à quelque groupe qu'elles appartiennent, ont pour caractère commun d'élever, après un certain nombre de bains, la moyenne de la chaleur cutanée de même que celle de la chaleur animale, mais dans une proportion plus forte.

Les bains qui élèvent le plus la chaleur de la peau sont les plus sulfureux.

C'est surtout lorsqu'elles sont employées en bains, que nos eaux produisent parfois du côté de la surface tégumentaire le mouvement pathologique auquel on a donné le nom de *poussée*, depuis le simple prurit, ou picotements plus ou moins vifs et plus ou moins étendus, jusqu'aux éruptions de vésicules, de boutons de prurigo, de furoncles, etc.

L'élévation progressive de la température de la peau est un phénomène physiologique, tandis que la poussée est un effet pathogénétique.

Je crois avoir démontré, dans mon ouvrage principal,

que l'absorption cutanée est admissible en théorie d'une manière générale, et que les eaux de Cauterets pénètrent dans l'organisme avec leurs éléments constitutifs, après avoir traversé le tégument externe pendant le bain [1].

Existe-t-il des eaux minérales qui, comme certains médicaments, rétablissent l'innervation dérangée, par leur propre puissance et sans avoir besoin de soulever quelque intermédiaire? Cela n'est pas douteux, et dans ce cas les eaux n'ont aucune action physiologique appréciable pour nous. Par exemple, l'expérience a prouvé que des bains à la température normale préparés avec l'eau de *Rieumiset*, du *Rocher* ou du *Petit-Saint-Sauveur*, agissent beaucoup mieux contre les troubles de l'innervation que ceux de la *Raillère*, du *Pré* et surtout de *César*, des *Espagnols* et de *Pauze-Nouveau*; mais nous ne trouvons dans ces effets aucun phénomène organique qui puisse nous servir de moyen d'explication.

BAINS AU-DESSOUS DE LA TEMPÉRATURE NORMALE (au-dessous de 33° c.). — L'action physiologique de ces bains diffère de celle d'un bain frais ou d'un bain froid d'eau ordinaire en ce que, dans ce dernier, la réaction se fait un peu moins promptement, moins énergiquement, et que l'augmentation progressive de la chaleur de la peau, qui suit ordinairement le bain, est moins considérable.

---

[1] P. 190 et suivantes.

Bains au-dessus de la température normale (depuis 36° jusqu'à 42° c.). — Il en est des bains chauds et des bains très-chauds comme des bains frais et des bains froids : ils agissent beaucoup plus par leur température que par leur minéralisation. Je résume ainsi leurs effets : accélération du pouls, élévation de la chaleur animale prise sous la langue et de celle de la peau prise sous l'aisselle; sensation de chaleur mordicante sur les parties en contact avec l'eau, sueurs abondantes qui se prolongeraient pendant quelques temps si l'on se couchait immédiatement après le bain. Ces effets sont d'autant plus prononcés que la température du bain est plus élevée.

Les bains très-chauds produisent plus facilement et et plus souvent la poussée que les bains à la température normale.

§ II.

Demi-bains.

L'absorption cutanée a lieu pendant les demi-bains comme pendant les bains généraux à la température normale, en s'accomplissant toutefois sur une surface moins étendue; mais on les emploie surtout pour produire une révulsion plus ou moins énergique. Par conséquent, tout ce que j'ai dit sur les effets de la température des bains généraux s'applique aux demi-bains.

§ III.

Bains de jambes à eau courante.

Ces bains, qui sont administrés à l'établissement dès Thermes, ont de 43° à 44° c. Leur température dépasse donc de beaucoup la limite thermique. Leurs effets sont les mêmes que ceux des bains généraux et des demi-bains à haute température.

§ IV.

Bains de siége à eau courante.

Ils sont utilisés dans le but d'activer la circulation capillaire, et de provoquer la congestion de la peau autour des organes du bassin. Dès lors, les remarques qui concernent l'action des bains généraux et des demi-bains suivant la température leur sont applicables.

§ IV.

Douches descendantes.

Douches a la température normale (de 33 à 35°). — Quand elles sont générales, elles exercent sur la circulation, la chaleur interne et celle de la peau, la même action que les bains généraux à la limite thermique. Leur durée ordinaire varie entre dix et vingt minutes.

Les phénomènes de réaction qui se produisent pendant les deux ou trois heures qui suivent la douche sont d'autant plus prononcés que l'eau tombe sur le corps plus directement, et que le diamètre du jet est plus considérable.

Il y a une autre condition qui rend la douche générale plus énergique encore, surtout pour ce qui concerne l'élévation de la chaleur cutanée, c'est quand on l'administre avec l'arrosoir.

Aux effets dus à la température et à la composition chimique des eaux s'en ajoutent d'autres qui résultent d'une sorte de massage général.

Les alternatives de pression et de dilatation provoquées par la douche sur la peau et sur les muscles, en même temps qu'elles impriment plus d'activité à la circulation capillaire périphérique et aux organes émonctoires, augmentent aussi l'énergie des fibres et des plans musculaires.

DOUCHES AU-DESSOUS DE LA TEMPÉRATURE NORMALE (au-dessous de 33° c.). — Ce qui précède concernant les douches à la limite thermique s'applique aussi à celles qui sont au-dessous, si toutefois on veut bien ne pas perdre de vue que la durée de l'application de l'eau doit toujours être subordonnée à sa température, c'est-à-dire que la douche sera d'autant plus courte que la température de l'eau sera plus basse.

DOUCHES AU-DESSUS DE LA TEMPÉRATURE NORMALE (de 36 à 44° c.). — On observe avec ces douches les mêmes effets physiologiques qu'avec les bains au-dessus du dégré isotherme. La seule différence porte sur l'intensité, qui est plus considérable pour les unes que pour les autres, à cause de la force de projection de l'eau et du milieu où se trouvent les personnes douchées. En effet, les vapeurs qui remplissent bientôt le cabinet de douches le transforment en une espèce d'étuve humide dont la température n'est inférieure que de quelques degrés à celle de l'eau minérale.

Douches écossaises ou jumelles. — Elles se composent de deux douches, l'une chaude et l'autre froide, qui frappent la surface du corps en même temps ou alternativement. C'est donc par l'action combinée du calorique et du froid que ces douches agissent.

Dans la douche écossaise, l'action du calorique rend la réaction plus facile, plus prompte, plus complète, plus énergique que dans la douche froide ordinaire, pourvu que l'élément chaud ne domine pas, c'est-à-dire ne soit pas employé plus souvent et plus longtemps que le froid, car alors la réaction serait moins prompte.

§ VI.

Douches ascendantes.

Il ne s'agit ici que des douches vaginales. La température du vagin étant de 38° c. à l'état normal, si l'on met la muqueuse en contact avec de l'eau à la limite

thermique ou au-dessous, sa chaleur augmentera consécutivement par l'effet de la réaction. Elle diminuera,
au contraire, peu-à-peu si la température de l'eau dépasse 38° c. il y aura excitation dans le premier cas et
sédation dans l'autre.

§ VII.

Gargarismes.

Ils constituent une partie importante du traitement
suivi à Cauterets contre les affections chroniques du
pharynx.

Après avoir employé en gargarisme un ou plusieurs
verres d'eau de la *Raillère* ou de *César*, on éprouve
immédiatement après une sensation de sécheresse et
d'acrété à l'arrière-gorge. Au bout de quelques jours,
la muqueuse est plus rouge qu'à l'état normal; parfois
elle est un peu tuméfiée et douloureuse, ce qui prouve
que les eaux produisent une excitation locale et directe
qui s'ajoute à celle qu'elles déterminent indirectement
lorsqu'on les prend en boisson.

Pendant la gargarisation, l'eau baigne la luette, le
voile du palais et ses piliers, les amygdales, la paroi
postérieure du pharynx, la base de la langue, les fosset-
tes glosso-épiglottiques et la face antérieure de l'épiglotte. Celle-ci ferme l'ouverture supérieure du larynx,
par un véritable mouvement de bascule, de sorte que le
liquide ne peut pénétrer dans les voies respiratoires.

Voilà ce que la physiologie nous apprend, et ce qui a
été admis de tous temps sans contestation. Mais un médecin de Montpellier, M. le docteur Guinier, s'appuyant
sur de nombreuses expériences d'auto-laryngoscopie,
et sans avoir acquis préalablement la certitude que les
phénomènes qu'il observait sur lui-même ne tenaient
pas à une disposition toute particulière, naturelle ou
acquise, de son larynx, a prétendu que la muqueuse de
l'intérieur de cet organe n'est point aussi sensible qu'on
l'avait cru jusqu'ici au contact des liquides et même des
aliments, et que les uns et les autres y pénètrent sans
produire une sensation pénible.

Faisant ainsi table rase des données les plus élémen-
taires de la physiologie, M. Guinier a imaginé un système de gargarisme laryngien tout-à-fait inadmissible en
théorie. Les personnes mêmes les plus étrangères aux
sciences physiologiques croiront difficilement à la possibilité de la pénétration d'un gargarisme dans le larynx,
si elles réfléchissent aux sensations pénibles que provoque la déglutition déviée, c'est-à-dire le passage dans cet
organe de quelques parcelles d'aliments ou de quelques
gouttes de liquide.

J'ai assez l'habitude de la laryngoscopie pour avoir pu
expérimenter le procédé du médecin de Montpellier. Or
j'ai constaté, comme beaucoup d'autres laryngoscopistes,
tels que MM. Moura-Bourouillou, Fournié, Krishaber, etc.,
qu'il n'est qu'un tour de force spécial au larynx de

son auteur, et qu'il faut conclure des expériences que M. Guinier a faites et fait constamment sur lui-même :

1° Qu'avec une disposition particulière de l'arrière-gorge et par des manœuvres violentes fréquemment répétées, on peut arriver à détruire plus ou moins complètement la sensibilité de la muqueuse des premières voies aériennes ;

2° Que c'est précisément par cette insensibilité de sa muqueuse laryngée que M. Guinier s'est laissé séduire, ainsi que M. Krishaber l'a fait observer déjà [1].

§ VIII.

Eaux pulvérisées.

J'ai traité longuement cette importante question dans mes *Études médicales et scientifiques sur les eaux de Cauterets*, et je crois avoir prouvé que les liquides pulvérisés par des appareils semblables à ceux que possèdent la plupart des établissements thermaux ne pénètrent pas au-delà du larynx et de la partie supérieure de la trachée tout au plus ; que, par conséquent, la nouvelle méthode thérapeutique de M. Sales-Girons est applicable uniquement au traitement des affections du pharynx et du larynx.

Dans ce cas la pulvérisation des eaux minérales peut rendre de notables services. Mais il s'en faut que toutes les eaux sulfureuses puissent servir à cette méthode, à

[1] Académie des Sciences, *Séance du 3 Juillet* 1865.
[2] P. 216.

cause de l'altération considérable que la pulvérisation fait subir à beaucoup d'entre elles. Or les eaux de Cauterets sont celles qui perdent le moins de leur principe sulfureux, comme le prouvent les recherches suivantes faites par la Commission de la Société d'hydrologie médicale de Paris [1].

Expériences faites avec l'hydrofère, en recevant l'eau pulvérisée dans de l'iodure d'amidon.

QUANTITÉ D'IODE ABSORBÉ PAR LES SULFURES.

		Avant la pulvéris.	Après la pulvéris.	Perte pour 1 litre.	Perte pour 100.
CAUTERETS	CÉSAR	0ᵍ0580	0ᵍ53548	0ᵍ004452	7ᵍ676
		0,0660	0,063046	0,002984	4,526
		0,045	0,04428	0,00252	5,6
		0,0540	0,055092	0,001092	2,022
		0,0680	0,06188	0,00612	9,000
	LA RAILLÈRE	0,0440	0,04290	0,00100	2,5
ENGHIEN		0,1800	0,612	0,1188	66,0
		0,1500	0,524	0,0926	65,067
GAMARDE		0,4060	0,1312	0,0748	67,685
BONNES		0,0790	0,052326	0,026624	33,701

Ainsi, tandis que la perte a été de 66 p. 100 avec l'eau d'Enghien et de plus de 33 p. 100 avec celle de Bonnes, elle n'a été que de 2,5 avec la *Raillère* de Cau-

[1] Cette commission, chargée de présenter un rapport à la Société sur la question de la pulvérisation des eaux minérales, était composée de MM. Bourdon, Leconte, Mialhe, Sée et Reveil.

terets et de 9 au plus avec *César*. « En résumé, dit le Rapporteur de la Commission, les eaux sulfurées sodiques, telles que *Baréges*, *César* et la *Raillère*, perdent très-peu de leur principe sulfureux par la pulvérisation (2 à 3 p. 100). »

Celles de Bagnères-de-Luchon paraissent faire exception; car, d'après M. le docteur Lambron, l'eau minérale perd environ 12 p. 100 de son principe sulfuré en parcourant un tuyau de 50 centimètres de longueur, et par le fait de son brisement sur la plaque, elle perd presque la moitié de la sulfuration que conserve le filet avant de se briser [1]. Mais cela n'a rien de surprenant, si l'on considère le peu de stabilité des eaux de Bagnères-de-Luchon, comparée à celle des eaux de Baréges et de Cauterets.

§ IX.

Inhalation sulfureuse.

J'ai démontré que les personnes qui séjournent dans la salle d'inhalation respirent moins de trois milligrammes de gaz sulfhydrique par heure. Par conséquent, le faible avantage qui en résulte ne saurait compenser les inconvénients auxquels les malades s'exposent en quittant la salle d'inhalation, à cause de la différence de température qu'il y a entre ce milieu et l'air extérieur.

---

[1] *Annales de la Société d'hydrologie médicale de Paris*, T. VII, p. 465.

QUATRIÈME PARTIE

THÉRAPEUTIQUE.

SECTION PREMIÈRE

THÉRAPEUTIQUE GÉNÉRALE.

De l'action physiologique et pathogénétique de nos eaux à leurs effets curatifs la conclusion est simple, facile ; car les diverses médications qu'elles mettent en jeu se présentent naturellement comme conséquences des modifications organiques et fonctionnelles que je viens d'indiquer, ce sont :

La médication tonique-réconstitutive,

La médication révulsive,

La médication substitutive ou homœopathique,

La médication résolutive,

La médication sudorifique, diurétique, dépurative,

La médication excitante,

La médication excitatrice,

La médication sédative.

Après avoir parlé succinctement de chacune de ces médications, je montrerai que de leur association, de leur combinaison, résulte l'efficacité si remarquable des eaux de Cauterets dans plusieurs maladies chroniques.

§ Ier

Médication tonique-réconstitutive.

On sait que l'élaboration et l'assimilation des matériaux nutritifs sont les deux conditions principales, essentielles de la réparation organique. Or les eaux de Cauterets régularisent et activent l'une et l'autre par leurs effets sur les voies digestives et la circulation.

Les sources les plus riches en sels alcalins et en chlorure de sodium, comme *Mauhourat*, les *Œufs*, *César* et les *Espagnols*, ont une action plus immédiate, plus énergique sur la digestion, que celles qui en contiennent le moins, la *Raillère*, par exemple. Mais en revanche, cette dernière source facilite plus que les autres l'assimilation des matériaux élaborés, par l'impulsion plus grande qu'elle imprime à la circulation générale dans la période de réaction. C'est, en effet, au moyen de la circulation capillaire que s'accomplissent les phénomènes principaux de la nutrition, et il est digne de remarque que, pendant l'usage des eaux, la période de réaction coïncide ordinairement avec l'élaboration et l'assimilation des matériaux réparateurs.

La respiration est encore une des fonctions assimilatrices de l'économie, et par suite de l'activité que nos eaux impriment à la circulation capillaire du tégument externe, — activité suffisamment prouvée par l'augmentation de la température, — la peau remplit avec plus d'énergie sa double fonction d'organe excréteur et de surface respiratoire.

Enfin l'élévation de la chaleur animale par les eaux de Cauterets démontre leur influence sur les phénomènes de nutrition.

Ce n'est pas seulement lorsqu'elles sont prises en boisson que nos sources deviennent des agents puissants de la médication tonique-réconstitutive : employées à l'extérieur sous forme de bain et de douche à la température normale, ou au-dessous, elles produisent des effets analogues. Les douches écossaises surtout, en suractivant la circulation capillaire périphérique, modifient énergiquement les fonctions assimilatrices de l'économie.

§ II.

Médication révulsive.

Après avoir défini la révulsion, « un acte organique complexe, dans lequel l'état physiologique ou l'état anormal d'une partie est diminué, modifié, annihilé, par suite d'un travail organique, normal ou anormal, survenu spontanément ou provoqué artificiellement dans une autre partie, » M. Cazenave admet six espèces de révulsion [1] :

1° Révulsion par douleur ;

2°　　—　　par congestion ;

3°　　—　　par inflammation ;

4°　　—　　par modification de la circulation, divisée elle-même en deux variétés, avec issue du sang hors des veines, sans issue du sang hors des vaisseaux ou par congestion ;

5° Révulsion par augmentation d'action organique ;

6° Révulsion par action organique particulière.

Ai-je besoin de dire que parmi ces six espèces de révulsion, trois seulement (la deuxième, la troisième et la cinquième) sont susceptibles d'être mises en jeu par nos eaux ?

La révulsion *par augmentation d'action organique* résulte de l'influence stimulante que ces eaux exercent sur la peau, les reins, la muqueuse des organes génito-urinaires et celle des voies aériennes et digestives.

La congestion et l'inflammation révulsive ont le même point de départ : elles sont produites par l'action spéciale des eaux sur nos tissus, action qu'elles doivent à leur composition chimique, ou par le calorique principalement. Dans le premier cas, elles sont employées en boisson, en bains et en douches à la température nor-

_____

[1] *La révulsion et la dérivation*, thèse de concours.

male, ou au-dessous, et dans le second cas, la température des bains et des douches surpasse celle de la
peau.

Les effets ne diffèrent pas moins que la cause qui les
fait naître : d'un côté, la congestion se développe lentement, est à peine appréciable, passe souvent inaperçue,
et quand elle va jusqu'à l'irritation, celle-ci a pour
caractère un prurit plus ou moins vif, ou le développement d'une éruption soit exanthémateuse, soit papuleuse,
soit pustuleuse ; de l'autre côté, c'est-à-dire quand l'eau
minérale est employée à l'extérieur seulement, et que
sa température surpasse celle de la peau, la congestion
se produit immédiatement, et se manifeste par une ru-
béfaction plus ou moins intense qui précède toujours
les phénomènes de la poussée.

Mais ce qui distingue surtout la congestion dont le
calorique de nos sources est la cause principale de celle
qui se développe sous l'influence de leur composition
chimique, c'est la rapidité avec laquelle elle disparaît
souvent après l'application de l'eau. Alors le sang reflue
de la périphérie au centre, et pour peu que l'application de l'eau soit continuée, les congestions internes
peuvent devenir telles, que les symptômes de la fièvre
thermale ne tardent pas à apparaître. Voilà pourquoi,
lorsqu'on veut obtenir une révulsion énergique et éviter
la congestion des organes internes, il est généralement
préférable de conseiller aux malades des bains ou des

demi-bains très-chauds et de courte durée, que des bains à une température intermédiaire entre la limite thermique et le degré le plus élevé.

Au reste, il n'y a aucune règle à établir quand il s'agit de la fixation de la température des bains et des douches au point de vue des effets révulsifs. Une foule de causes peuvent influer sur la décision du médecin, qui, dans cette circonstance, doit apporter toute l'attention, tout le tact, tout le discernement dont il est capable.

§ III.

Médication substitutive ou homœopathique

Le mouvement congestionnel que nos eaux déterminent vers certains organes en fait des agents précieux de la médication substitutive.

Bordeu, le premier, a expliqué les effets thérapeutiques des eaux sulfureuses des Pyrénées par leur action pathogénétique et substitutive : « ramener le type chronique au type aigu ; faire de ces maladies lentes, sans coction, sans solutions critiques, des maladies où l'on retrouve le caractère d'une fonction, d'une digestion suivie de l'évacuation évidente de la matière morbifique, ou de son absorption et de son élimination insensibles, telle était la doctrine de Bordeu, reproduite plus tard par Andrieu et Darralde. » (Pidoux).

Mais les eaux de Cauterets n'exercent pas seulement

une action substitutive sur tel ou tel organe, tel ou tel tissu modifié plus ou moins profondément dans sa constitution anatomique et ses fonctions, elles ont encore la propriété de déplacer, de multiplier, de diviser les manifestations d'une même diathèse. Dans mon mémoire sur les rapports réciproques de l'herpétisme et de la tuberculisation [1], je m'exprime ainsi :

« La diathèse herpétique pouvant se manifester sur plusieurs organes à la fois, l'intensité de l'activité morbide est en raison inverse de la multiplicité des points où elle s'exerce. Ainsi, lorsque la peau, l'estomac, la muqueuse aérienne et le système nerveux se partagent les manifestations diathésiques, comme on l'observe souvent chez certains névropathes, il est remarquable que si l'action morbide augmente sur un point, les autres se trouvent dégagés d'autant.

» La médecine thermale est pleine de révélations à cet égard. Combien de malades chez lesquels la disparition brusque d'une légère éruption cutanée, par suite d'un traitement externe trop actif, est suivie d'embarras gastrique, de toux, d'agitation, d'insomnie, de palpitations, de douleurs dans les muscles, etc.; tandis que chez d'autres, au contraire, les mêmes phénomènes morbides disparaissent, ou au moins sont amendés, si l'éruption cutanée persiste ou augmente. Je n'oublierai

---

[1] *Congrès médical de Bordeaux.*

jamais l'histoire d'un gastralgique auquel on avait conseillé l'usage des eaux de Plombières pendant trois années consécutives, parce que l'on regardait sa maladie comme essentielle, c'est-à-dire non diathésique. Lorsque, à bout de ressources thérapeutiques, les médecins lui eurent conseillé une saison à Cauterets, ce malade était dans un tel état de maigreur et de faiblesse, et la gastralgie était portée à un tel point, que j'hésitais à lui faire suivre un traitement thermal. Néanmoins, l'eau de *Mauhourat* en boisson et les bains du *Petit-Saint-Sauveur* amenèrent une guérison complète dans l'espace de trente jours. Mais je dois dire aussi que, sous l'influence du traitement, un eczéma se développa à la partie interne et supérieure de chaque cuisse.

» Il est d'observation journalière à nos eaux, que la coïncidence de manifestations du côté de la peau et du système nerveux, surtout des organes respiratoires, avec la phthisie pulmonaire, est une circonstance favorable pour la guérison de cette maladie. Je suis heureux de me trouver d'accord avec M. Pidoux sur cette question pratique, bien que je n'accepte pas sa doctrine.

» L'affection que mon éminent collègue des Eaux-Bonnes appelle phthisie *consommée, absolue, au troisième degré dans les générations,* et qui, selon lui, n'offre plus d'éléments de guérison naturelle, parce qu'elle règne sans le contre-poids d'une affection moins régressive, résulte, pour moi, de la concentration exclusive,

sans partage, de l'activité morbide, pendant l'évolution
de la diathèse, sur le système lymphatique général et
celui des organes respiratoires en particulier. Et s'il est
incontestable que toutes les manifestations herpétiques,
telles que l'asthme, les hémorrhoïdes, les douleurs
articulaires ou musculaires, les névralgies, les migrai-
nes, etc., que M. Pidoux appelle des *ruines d'arthri-*
tisme, constituent un frein plus ou moins puissant, suivant
leur degré d'intensité, au développement des tubercules,
il me paraît certain aussi que, dans ce conflit incessant,
ce sont les effets d'une même cause qui se font contre-
poids, tendent à s'enrayer mutuellement, à se modifier
et à s'annihiler plus ou moins. Aussi lorsque la diathèse arrive à une évolution complète, heureux ceux
chez lesquels l'activité morbide, au lieu d'avoir un foyer
unique, de se concentrer sur un seul organe, se divise
et se porte sur plusieurs points à la fois, car ce sont
autant de points d'appui offerts à la thérapeutique.

» Cet antagonisme, dont la nature nous a révélé les
effets salutaires, est un enseignement précieux que la
médecine ne manque pas de mettre à profit dans ses
applications. C'est une des grandes ressources de la thérapeutique thermale. »

J'ai vu souvent des états pathologiques graves enrayés
de cette façon par les eaux de Cauterets. Elles ont dégagé
des organes essentiels à la vie, d'une façon plus ou moins
complète, en augmentant l'action morbide sur des points

moins importants, en la reportant là ou elle avait disparu, et même en la faisant naître là où elle n'avait
jamais existé.

§ IV.

Médication résolutive.

« Si l'on considère, dit M. Adelon, que les progrès
de l'anatomie pathologique ont notablement restreint le
nombre de ces affections que l'on pouvait appeler maladies *sine materiá*, que presque toujours nous voyons
quelque chose en plus dans un organe qui a été lésé,
soit que des liquides y aient été exhalés en plus grande
quantité, ou qu'ils s'y soient extravasés, soit que des
produits organiques nouveaux ou même de véritables
tissus y aient été formés, on concevra l'importance im-
mense de l'absorption dans le rétablissement de l'organe
à sa texture et à ses dimensions primitives [1]: »

En partant de cette donnée physiologique, et en ana-
lysant les effets multiples de nos eaux, il est impossible
de ne pas admettre qu'elles ne soient d'excellents *réso-*
lutifs. En effet, elles modifient et activent l'absorption
par l'impulsion qu'elles impriment à la circulation capillaire générale, par leur action sur la nutrition, la
composition du sang et les sécrétions, enfin par leurs
effets dérivatifs et substitutifs.

[1] *Dictionnaire de médecine*, t. I, p. 277.

§ V.

Médications diurétique, sudorifique, dépurative.

Toutes les eaux minérales qui sollicitent, activent continuellement l'action des reins et de la peau, organes essentiellement dépurateurs, doivent être considérées comme dépuratives; par conséquent, celles de Cauterets appartiennent à cette catégorie.

Elles sont sudorifiques, non-seulement à cause de la température élevée de la plupart d'entre elles, mais encore par leur composition chimique, quand elles sont administrées en boisson, en bains et en douches à la température normale ou au-dessous. Dans ce dernier cas, l'action des glandes sudoripares est augmentée le plus souvent d'une manière insensible. On sait, d'ailleurs, que les médicaments sudorifiques les plus efficaces n'ont point pour caractère essentiel de provoquer des crises par la sueur.

§ VI.

Médication excitante.

« Par médicament excitant ou mieux *pyrétogénétique*, disent MM. Trousseau et Pidoux, nous entendons tout agent capable de susciter une forme de fièvre caractérisée par un surcroît d'énergie dans l'impulsion du cœur et

dans la fréquence de ses battements, par l'augmentation
de la chaleur de la peau, et par les modifications nombreuses des phénomènes intimes de nutrition qui accompagnent ordinairement ce que, dans le langage pathologique, on est convenu d'appeler la fièvre inflammatoire
éphémère [1]. » Plus loin, les deux célèbres praticiens
que je viens de citer ajoutent : « Toute la question de
la médication excitante se réduit à celle-ci : Apprécier
les circonstances dans lesquelles il est bon de stimuler
le système nerveux et de susciter la fièvre vasculaire ou
angéioténique. »

S'il est incontestable que nos sources élèvent, au bout
d'un certain temps, la circulation et la chaleur de la
peau bien au-dessus de leur chiffre normal, il n'est pas
moins vrai aussi que ces phénomènes s'accomplissent
d'une manière insensible, sans troubler l'ordre des fonctions, sans produire cette série de manifestations morbides qui caractérisent la fièvre. C'est même, dans la
grande majorité des cas, la condition du succès thérapeutique, et lorsque la fièvre se déclare sous l'influence
des eaux sagement administrées, il est rare qu'il ne soit
pas indispensable d'en suspendre et même d'en supprimer l'emploi. Aussi, répéterai-je ce que j'ai déjà écrit
dans mes *Recherches expérimentales sur les effets physiologiques de l'eau de la Raillère :*

---

[1] *Traité de Thérapeutique*, 7ᵉ éd., t. II, p. 706.

« Il ne faut pas confondre l'excitation physiologique qui produit, comme disait Bordeu, un *remontement général*, sans troubler l'harmonie des principales fonctions de l'organisme, et que caractérisent l'agitation non fébrile du pouls et l'augmentation réelle de la chaleur de la peau, avec les phénomènes qui ont donné naissance aux vieilles doctrines de la saturation et de la fièvre thermale. Ces phénomènes, dus ordinairement ou au défaut d'assimilation des eaux, ou à la saturation, ou à des congestions internes, ou enfin à l'exaspération de certains états pathologiques, ne peuvent qu'induire en erreur, si l'on juge par leur intensité et la rapidité avec laquelle ils se produisent de l'activité et des propriétés thérapeutiques des eaux. A Cauterets, *César* et les *Espagnols* passent pour être plus excitants que la *Raillère*; cependant un bain préparé avec de l'eau des deux premières sources et à 35° c., exerce consécutivement sur la circulation et la chaleur de la peau une action moins énergique qu'un bain d'eau de la *Raillère* à la même température; pourtant aussi, *César* et les *Espagnols*, toutes choses égales d'ailleurs, amènent plus vite que la *Raillère* les pertubations organiques qui accompagnent tout mouvement fébrile.

Il résulte des effets physiologiques de nos sources, qu'indépendamment des modifications qu'elles impriment à la circulation générale et à la chaleur de la peau, elles sont aussi des excitants spéciaux, c'est-à-dire dont l'action se manifeste par l'excitation spéciale de certains appareils organiques, comme le système muqueux, et d'une ou plusieurs fonctions, telles que l'exhalation cutanée, la sécrétion urinaire, le flux menstruel.

On voit qu'il n'existe dans l'arsenal thérapeutique aucun agent dont les effets soient aussi multiples, aussi complexes.

§ VII.

Médication excitatrice.

Tandis que les excitants exercent leur influence sur le système vasculaire et la nutrition, les médicaments excitateurs portent leur action sur les centres et les conducteurs nerveux, qui président à la sensibilité et aux contractions musculaires.

Les eaux de Cauterets prises en boisson ne modifiant pas les centres nerveux d'une manière directe et spéciale, on conçoit qu'elles ne peuvent solliciter les nerfs et les fibres d'une partie que lorsqu'elles sont employées à l'extérieur. Il est d'ailleurs facile de s'expliquer comment une stimulation plus ou moins violente des extrémités nerveuses provoquée par les douches et le massage se communique à la moelle, qui réagit à son tour sur les parties auxquelles elle distribue la sensibilité et le mouvement.

§ VIII.

Médication sédative.

Les troubles nerveux de l'organisme sont modifiés de deux manières différentes par nos eaux. Les unes agissent indirectement, en régularisant les fonctions assimilatrices de l'économie (La *Raillère*, *César*, les *Espagnols*, *Mauhourat*), les autres rétablissent directement, immédiatement l'innervation dérangée : telles sont *Rieumiset*, le *Rocher*, le *Petit-Saint-Sauveur*. Dans ce cas, le *modus faciendi* a une influence considérable sur les résultats du traitement, c'est-à-dire qu'il importe de bien déterminer la température et la durée des bains.

SECTION II

APPLICATIONS THÉRAPEUTIQUES

§ Ier

Maladies chroniques des organes respiratoires.

A. — SUSCEPTIBILITÉ CATARRHALE DE LA MUQUEUSE AÉRIENNE

Il y a des personnes, et le nombre en est assez grand, qui contractent des rhumes avec une extrême facilité. Le plus ordinairement l'irritation débute par les fosses nasales, puis elle gagne la gorge, le larynx et les bron-

ches. Quelquefois les bronches se prennent les premières, ou bien encore les muqueuses nasale et pharyngo-
laringienne sont seules atteintes. Cet état s'accompagne
d'un peu de fièvre, de courbature, de céphalalgie, de
larmoiement, d'enchifrènement, de picotements à la
gorge et de toux avec expectoration plus ou moins abondante.

D'après ce que j'ai observé, la susceptibilité catarrhale
de la muqueuse respiratoire est liée presque toujours à
l'herpétisme, à la scrofule ou au lymphatisme. En tout
cas, c'est une des affections dont les eaux de Cauterets
triomphent le plus vite et le plus sûrement. Elles agissent principalement par leur mode substitutif et pathogénétique. Quand la diathèse dartreuse est manifeste,
il ne faut pas négliger l'emploi des sources les plus
alcalines. On aura recours aussi aux moyens révulsifs
énergiques si le sujet est pléthorique, et si les extrémités inférieures sont ordinairement froides.

B. — CORYZA.

Les résultats que l'on retire de l'emploi de nos eaux
dans l'inflammation chronique de la muqueuse nasale
sont subordonnés à la nature des lésions, à leur date et
aux circonstances individuelles.

Lorsque la maladie est simple, idiopathique et purement catarrhale, l'amélioration et même la guérison
arrivent vite. Mais quand elle se rattache à un état

diathésique, tels que le lymphatisme, la scrofule et l'herpétisme, on n'obtient que des résultats lents, surtout
s'il y a des ulcérations. Dans ce dernier cas, il me
paraît indispensable d'associer les cautérisations à l'usage
des eaux. La guérison marche beaucoup plus rapidement
si la muqueuse n'est que boursoufflée et fongueuse.

J'ai vu un cas d'ozène, cette maladie si rebelle, guérir
après deux saisons consécutives. Il était de nature herpétique.

Les eaux appliquées directement sur la muqueuse
pituitaire, au moyen soit des aspirations, soit des douches locales simples ou pulvérisées, modifient sa vitalité,
pendant qu'employées en boisson, en bains et en douches générales, elles agissent par leurs effets substitutifs,
révulsifs, reconstituants et dépuratifs.

C. — LARYNGITE.

Comme le coryza, elle est simple ou diathésique.
Toutefois, la laryngite essentielle m'a paru rare. Je
n'excepte pas celle qui débute d'emblée à l'état chronique,
et qui est presque toujours consécutive à une fatigue
prolongée des organes de la voix, ainsi qu'on l'observe
chez les avocats, les prédicateurs et les chanteurs.

L'emploi journalier du laryngoscope m'a permis de
déterminer les espèces de laryngite que nos eaux peuvent combattre avec succès. Celle qui s'améliore et
guérit le plus vite est ainsi caractérisée : injection et

boursoufflement de l'épiglotte, des replis aryténo-épi-
glottiques et des cordes vocales supérieures ; hypersé-
crétion de la muqueuse ; pendant la phonation, des
mucosités s'interposent entre les cordes vocales, d'où
l'éraillement de la voix, le besoin incessant de tousser
et de cracher ; dans ce cas il est rare que l'aphonie soit
complète. Cette espèce de laryngite, qui modifie plus ou
moins le timbre de la voix, succède ordinairement à la
fatigue des organes vocaux. Elle se lie souvent à la diathèse herpétique : aussi n'est-il pas rare de la voir
coïncider avec l'angine glanduleuse, et d'apercevoir de
petites granulations sur l'épiglotte et la muqueuse laryn-
gienne.

La laryngite ulcéreuse, qui a presque toujours son
point de départ dans une altération générale des principales fonctions de l'organisme, est plus rebelle que la
précédente.

Quant à la laryngite tuberculeuse, elle résiste à nos
eaux comme à toutes les autres (Voyez *Phthisie pulmonaire*).

La laryngite chronique est combattue de deux manières différentes dans les stations thermales : ou l'action
élective, spécifique des eaux sur la muqueuse aérienne
permet de les appliquer dans un sens de méthode substitutive, ou bien l'on utilise leur puissante thermalité
en produisant des effets dérivatifs énergiques, comme
au Mont-Dore, à Loèche, etc. 'A Cauterets, ces deux

méthodes peuvent être appliquées séparément ou simul-
tanément, à cause de la composition des sources et de
la haute thermalité de quelques-unes d'entre elles. On
utilise aussi avec avantage les modes tonique-réconsti-
tutif et dépuratif, lorsque la laryngite est diathésique.

Les inhalations d'eau pulvérisée ne rendront des services réels que si les appareils ont une puissance suffi-
sante pour diviser l'eau en molécules plus légères que
l'air ambiant.

On a vu, page 63, ce qu'il faut penser des prétendus
gargarismes laryngiens.

Je suis l'adversaire déclaré de toute tentative chirur-
gicale sur le larynx pendant l'usage des eaux, telles que
les cautérisations, les insufflations de poudres médica-
menteuses, etc. Le traitement par nos eaux est spécial
et purement médical ; c'est avant ou après ce traitement
que l'art chirurgical doit intervenir. On n'aboutit à rien
en voulant trop faire à la fois. Heureux quand cette
association, ce pêle-mêle de moyens curatifs ne produit
pas des effets désastreux chez les personnes qui s'y sou-
mettent. C'est assez pour les médecins hydrologues
d'observer et de surveiller l'action des eaux qu'ils em-
ploient ; cette pratique est plus délicate et plus difficile
qu'on ne le croit généralement : à chacun sa tâche. Je
comprends l'impatience des malades et leur désir de se
débarrasser au plus vite de leurs souffrances ; mais ils
doivent savoir attendre et ne point oublier que la laryn-

gite, même légère, est une maladie tenace, et qu'il faut plusieurs saisons pour la guérir.

D. — BRONCHITE (CATARRHE, BRONCHORRÉE).

Que la bronchite soit essentielle ou idiopathique, c'est-à-dire qu'elle existe avec des conditions de constitution régulières, ou qu'elle se rencontre avec certaines conditions de diathèse qui ont pris une part plus ou moins directe à son développement et à sa persistance, comme le lymphatisme, la scrofule et l'herpétisme, elle constitue un des états pathologiques les plus sûrement et les plus promptement modifiés par nos sources.

Employées en boisson, en bains, en douches et en sudation, les eaux agissent par leurs effets substitutifs, révulsifs, toniques-reconstituants et dépuratifs.

Chez les sujets très-lymphatiques et scrofuleux, l'eau de la *Raillère* sera employée de préférence; mais si l'affection catarrhale coïncide avec la diathèse herpétique, on aura recours aux eaux les plus alcalines et en même temps les plus sulfureuses, telles que *César* et les *Espagnols*. Un traitement hyperthermal, analogue à celui que Bertrand suivait au Mont-Dore, a produit plusieurs fois les meilleurs effets pour rappeler au-dehors le principe dartreux repercuté sur les bronches.

Pour les sujets névropathiques et très-excitables, je recommande les eaux à faible sulfuration en boisson et en bains, *Mauhourat*, le *Rocher*, le *Petit-Saint-Sauveur*.

L'eau du *Bois*, employée en bains concurremment avec celle de *Mauhourat* en boisson, réussit bien chez les catarrheux à constitution rhumatismale ou goutteuse.

Je signale à l'attention des praticiens une espèce de bronchite assez commune, que j'appelle *glanduleuse*, parce qu'elle est caractérisée par le développement morbide des glandules sous-muqueux, et que l'on confond quelquefois avec la phthisie pulmonaire à la seconde et la troisième période, à cause des symptômes locaux et généraux. Ce qui peut surtout induire en erreur, c'est le souffle caverneux produit par la dilatation bronchique, lorsque la maladie est ancienne. Cette bronchite se rattache toujours à la diathèse herpétique. En voici une observation succincte :

Observ. — Un jeune homme de 17 ans, d'une constitution délicate, vint à Cauterets, au mois de juillet 1865, pour une maladie de poitrine dont le début remontait à plusieurs mois. La mère et la grand'mère maternelle de ce jeune homme étaient atteintes d'eczéma. Lui-même en avait eu aux doigts pendant longtemps, et après la disparition de cette manifestation dartreuse, il avait été pris d'une toux fréquente et fatigante suivie de l'expectoration de quelques crachats sanguinolents. Voici le résultat de mon examen : granulations énormes au pharynx ; sonorité à-peu-près normale dans les deux côtés du thorax ; râles ronflants et muqueux disséminés çà et là, souffle amphorique avec léger gargouillement en arrière vers l'origine de la bronche gauche ; le murmure vésiculaire s'entendait partout pendant l'inspiration et l'expiration; crachats abondants, jaunâtres, visqueux; sueurs nocturnes; pas d'appétit; sommeil agité et interrompu par la toux; quelques frissons le soir; maigreur extrême; anémie très-prononcée et décoloration complète des tissus.

TRAITEMENT : Eau de la *Raillère* en boisson et en gargarisme; bains du *Rocher* à 34° c. et de 20 minutes; eau de *Mauhourat* après le bain.

Au bout d'un mois, le malade quitta Cauterets dans un état très-satisfaisant. Il a complété la guérison de sa bronchite par une seconde saison au mois d'août 1866.

E. — CONGESTION DES POUMONS.

M. Bouchut est, je crois, le premier clinicien qui a donné une description complète de cet état morbide. J'en ai moi-même parlé assez longuement dans ma *Revue médicale des eaux minérales de Cauterets* [1].

Les causes de la congestion pulmonaire chronique sont locales et générales. Aux premières se rattachent certaines affections de la poitrine, comme la congestion aiguë des poumons, la bronchite simple et la pneumonie. Parmi les causes générales je citerai surtout l'herpétisme, la scrofule et la diathèse tuberculeuse.

Le plus souvent il est très–difficile, pour ne pas dire impossible, de distinguer la congestion pulmonaire chronique de la tuberculisation au premier dégré. Ce diagnostic exige la plus grande réserve de la part du médecin.

[1] Publiée en 1864, p. 58.

Aussi j'accepte sans restriction les assertions suivantes
de M. Bouchut :

« Les phthisies tuberculeuses au premier degré que
l'on guérit ne sont pas des phthisies tuberculeuses,
mais un état morbide qui leur ressemble par certains
signes physiques. Ce ne sont pas des tubercules crus,
ni de l'infiltration tuberculeuse véritable qu'on guérit
par un voyage. La triste expérience que nous avons
faite de la marche des tubercules établit que ce produit
morbide ne se résorbe jamais ; que là où il existe il se
ramollit presque constamment, et qu'il n'y a que de
rares exceptions où on le voit se transformer en cho-
lestérine et en stéarate de chaux. Si le tubercule ne se
résorbe pas, les cas de phthisie au premier dégré, c'est-
à-dire des tubercules crus cités comme ayant guéri par
n'importe quel moyen, n'étaient pas des cas de phthisie
tuberculeuse, et auraient dû être attribués à un autre
état morbide. Pour moi, cet état morbide, vous le de-
vinez, c'est la congestion pulmonaire chronique, et il
n'y a évidemment qu'un état congestif ou subinflamma-
toire qui puisse ainsi disparaître en quelques semaines
ou en quelques mois de séjour à la campagne.

» Pour quelques personnes le fait est de la dernière
évidence, et je tiens de M. le professeur Champouillon
qu'il a soigné au Val-de-Grâce des centaines de soldats
ayant tous les signes de la tuberculose pulmonaire au
premier degré, qu'on aurait pu croire voués à la mort

et qui n'avaient qu'une congestion chronique des poumons, car un congé de convalescence de six mois suffi-
sait pour les guérir [1]. »

A part quelques exceptions, je ne crains pas de dire
que les eaux de Cauterets sont souveraines dans la congestion chronique des poumons. Pour ce qui concerne
le traitement, je renvoie le lecteur aux considérations
relatives à la bronchite.

J'ai cité dans ma *Revue médicale des eaux de Cauterets*
plusieurs observations de congestion pulmonaire dont
je vais donner un résumé.

Observ. — Le nommé P.... B..., ouvrier serrurier, âgé
de 34 ans, non marié, habitant Jonzac (Charente-Infé-
rieure), était atteint depuis dix ans d'une maladie des
voies respiratoires qui avait débuté par un rhume suivi de
violentes et fréquentes hémoptysies.

Lorsqu'il vint à Cauterets, au mois d'août 1863, je
constatai les symptômes suivants : Face profondément altérée, teint pâle, amaigrissement considérable, voix presque
éteinte. Au premier aspect, B... semble atteint de phthisie
pulmonaire à la troisième période. Le sommeil est assez
bon ; il y a peu de transpiration pendant la nuit. Appétit
nul. La bouche est sèche, et la soif continuelle. La déglutition s'accompagne souvent de douleurs dans les oreilles.
En percutant la poitrine, la sonorité me paraît normale du
côté gauche. A droite je trouve une matité très-prononcée

---

[1] *De la congestion chronique des poumons simulant la
phthisie au premier degré*, p. 8.

dans toute la partie antérieure, et en arrière dans les deux tiers inférieurs. A gauche la respiration est normale en arrière, supplémentaire en avant. A droite le murmure vésiculaire s'entend à peine, surtout dans les points correspondants à la matité. Bruit d'expiration prolongée et retentissement de la voix. L'arrière-gorge est rouge, et l'examen laryngoscopique montre l'épiglotte et la muqueuse du larynx injectées et tuméfiées. J'aperçois aussi dans le ventricule droit de l'organe vocal une granulation blanchâtre, de la grosseur d'un petit pois, qui me paraît être une ulcération.

Le traitement a consisté dans l'usage interne de l'eau de la *Raillère* et de celle de *Mauhourat,* des demi-bains au *Pré,* des douches pharyngiennes pulvérisées et quelques grandes douches aux *Thermes.* Lorsque B.... quitta Cauterets, l'amélioration était remarquable.

M. le docteur Brard fils, qui a observé le malade depuis son retour des eaux, a eu l'obligeance de me fournir des renseignements d'une grande importance eu égard aux effets consécutifs du traitement. Cet honorable confrère m'écrivit le 29 décembre 1863 : « La position de B... est très-satisfaisante, et, sans aucun doute pour moi, cette amélioration a été produite par l'emploi de l'eau sulfureuse. Mais tout cela exclue-t-il la présence de tubercules ? Sommes-nous en face d'une simple congestion pulmonaire ? Qui peut l'affirmer ou le prouver ? Le temps seul, je crois. C'est pourquoi je vous tiendrai fidèlement au courant des phases de la maladie. » En effet, le 19 mars 1864, M. Brard m'adressa une autre lettre ainsi conçue : « Je viens de revoir notre malade, ou, pour mieux parler, notre *ressuscité*. Il a fait merveille : il a pris un peu d'embonpoint; il ne tousse presque plus; la poitrine est également sonore dans toute son étendue, en avant et en arrière; il n'y a plus de râles; l'enrouement seul persiste, mais à un degré moins prononcé. » Enfin, au mois de juin 1866, mon distingué confrère de Jonzac m'écrivit que B... était aussi bien que possible et qu'il travaillait.

Observ. — J'ai donné mes soins à une jeune fille de huit ans que l'on croyait atteinte de tuberculose, parceque son père était mort phthisique à l'âge de 38 ans, qu'elle avait une constitution éminemment lymphatique, et qu'elle présentait tous les signes physiques de la phthisie pulmonaire au premier degré. Or cette enfant a 14 ans maintenant et jouit d'une santé excellente. La respiration est pure dans toute l'étendue des poumons.

Observ. — Mlle X..., âgée de 18 ans, d'un tempérament nerveux, d'une constitution assez délicate, vint à Cauterets, au mois d'août 1862, pour une affection chronique de la poitrine caractérisée par de l'oppression, de la toux et quelques crachements de sang; symptômes qui, ajoutés à la perte de l'appétit et à une certaine maigreur, inspiraient les plus sérieuses inquiétudes à sa famille. Je reconnus qu'il y avait dans la fosse sus-épineuse droite de la matité, de l'affaiblissement du murmure vésiculaire avec expiration prolongée et retentissement de la voix, mais sans craquements. La respiration était faible dans tout le reste du poumon, et l'oreille distinguait çà et là quelques bulles de râles muqueux. La percussion et l'auscultation ne révélèrent rien du côté gauche.

J'appris que la mère de Mlle X... jouissait d'une santé parfaite, mais que son père avait été débarrassé de la goutte par l'apparition d'un eczéma aux cuisses. Cette demoiselle présentait elle-même quelques efflorescences à la peau, surtout derrière les oreilles.

Ces renseignements me firent supposer que la congestion pulmonaire dont Mlle X... était atteinte pouvait bien être de nature herpétique. Un traitement thermal de trente jours, consistant dans l'usage de l'eau de la *Raillère* en boisson et en bains, et complété par des douches écossaises les huit derniers jours, rétablit la santé de la jeune malade. La toux cessa peu-à-peu, les fonctions digestives s'améliorèrent, la respiration devint aussi large et aussi pure à droite qu'à gauche.

Mlle X... est revenue à Cauterets au mois de juillet 1863, et j'ai pu constater que la guérison était complète.

F. — PNEUMONIE CHRONIQUE.

Plusieurs médecins prétendent que cette maladie est assez fréquente. Je ne puis d'autant moins accepter leur opinion que j'ai eu l'occasion d'observer beaucoup de maladies des organes respiratoïres, et que je n'ai rencontré qu'un seul cas dans lequel les signes sthétoscopiques m'ont révélé manifestement l'existence d'une hépatisation pulmonaire. Ce fait et les circonstances qui l'ont accompagné méritent d'être signalés.

Observ. — Une demoiselle de 16 ans, assez bien constituée, herpétique par hérédité (elle portait des traces d'eczéma à la région cervicale) et chloro-anémique, faisait usage depuis quelques temps de préparations ferrugineuses. Sa mère avait remarqué qu'elle ne cessait pas de tousser depuis qu'elle prenait du fer. La persistance de la toux, l'amaigrissement et la fièvre inspirèrent de sérieuses inquiétudes, et sur l'avis du médecin, la jeune malade fut conduite aux eaux de Cauterets par sa mère.

Un examen attentif révéla dans toute l'étendue du poumon gauche, en arrière, de la matité, du souffle bronchique et de la bronchophonie. En avant, l'inspiration était courte et un peu prolongée. A droite, des râles à grosses bulles étaient disséminés dans tout le poumon. Je fus moi-même peu rassuré sur l'état de la jeune personne, bien que l'auscultation indiquât l'existence d'une bronchite simple à droite et d'une hépatisation pulmonaire à gauche plutôt que la présence de tubercules. D'ailleurs cette hépatisation n'avait point succédé à un état aigu, et elle s'était développée, au contraire, sourdement. D'un autre côté, les antécédents héréditaires de la malade ne pouvaient qu'aggraver le pronostic, puisque sa grand'mère paternelle avait succombé à la phthisie pulmonaire. Son père était mort d'une maladie du cerveau à la suite d'un rhumatisme, et deux sœurs de ce dernier avaient été atteintes d'une déviation de la colonne vertébrale. La mère était herpétique.

Mais le traitement thermal, qui consista dans l'usage interne de l'eau de la *Raillère* et de celle de *Mauhourat* avec des demi-bains au *Rocher,* vint lever tous les doutes. En effet, au bout de huit jours, l'hépatisation commença déjà à se résoudre, et au fur et à mesure que le tissu pulmonaire devenait perméable, l'oreille percevait des râles sous-crépitants tout-à-fait semblables aux râles de retour qui caractérisent la période de guérison de la pneumonie aiguë. Après un mois de traitement il ne restait plus que quelques râles à grosses bulles dans les deux poumons. La fièvre avait disparu, et l'état général était excellent.

Quelle pouvait être la cause de cette véritable pneumonie chronique? Etait-ce le fer, dont la jeune malade avait en quelque sorte abusé? Je ne puis m'empêcher de le croire, en rapprochant ce fait de beaucoup d'autres qui m'ont prouvé que l'emploi des préparations ferrugineuses peut déterminer des congestions pulmonaires dans bien des cas. Le fer est un médicament héroïque, mais dangereux quelquefois. Il ne faut s'en servir qu'avec prudence. (Voyez *Chlorose*).

G. — PHTHISIE PULMONAIRE.

S'il fallait en croire les nombreuses publications qui concernent l'emploi des eaux minérales dans le traitement de la phthisie pulmonaire, cette redoutable maladie guérirait aux quatre points cardinaux : à *Bonnes,* à *Cauterets,* à *Amélie,* au *Vernet,* à *Allevard,* à *Saint-Honoré*, à *Enghien*, à *Pierrefonds,* au *Mont-Dore,* à *Ems,* à *Royat,* même à *Luchon,* car la source du *Pré* n° 1, par l'organe de M. Lambron, « *tient à ce qu'il soit constaté qu'elle agit merveilleusement dans les affections tuberculeuses; non pas qu'elle ait la prétention de détrôner les buvettes des Eaux-Bonnes et de la Raillère; elle se pose seulement en sœur* [1]. » Cependant cette eau produit

---

[1] *Les Pyrénées et les eaux thermales sulfurées de Bagnères-de-Luchon*, t. I, p. 567.

des effets merveilleux, au dire de M. Lambron, et, certes, la *Source Vieille* de Bonnes ainsi que la *Raillère* de Cauterets sont loin d'opérer des prodiges dans la phthisie pulmonaire.

Hélas ! toutes ces sources bienfaisantes n'empêchent pas la tuberculose de figurer pour un cinquième dans la mortalité générale. Je connais certaine localité thermale, très-réputée pour la guérison de la pulmonie, à laquelle on pourrait appliquer ce que M. Champouillon a dit d'une station climatérique non moins célèbre : « Voulez-vous savoir ce qu'y deviennent les phthisiques ? Allez au cimetière. »

J'ai lu, relu, analysé, commenté à-peu-près tout ce qu'on a écrit sur le traitement de la phthisie par les eaux minérales ; je pratique moi-même dans une station où cette maladie est traitée sur une vaste échelle ; eh bien ! voici ma conviction : certaines eaux peuvent prévenir le développement de la tuberculisation, l'immobiliser, la rendre compatible avec la vie pendant un temps plus ou moins long, et aider à la guérir, quand cela est possible ; mais il n'y a jusqu'à présent aucune source qui exerce une action directe, spéciale sur la phthisie pulmonaire. Je ne mets en doute la bonne foi et la science de personne ; seulement il ne faut pas oublier que la tuberculisation des poumons peut être facilement confondue avec d'autres états pathologiques (voyez : *Bronchite*, *congestion pulmonaire*), qu'elle reste parfois station-

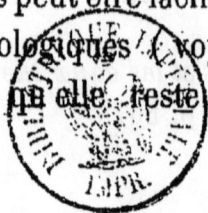

5

naire quand elle est abandonnée à elle-même, et que les médecins hydrologues ont bien rarement la possibilité d'observer leurs malades en dehors des stations, de manière à pouvoir certifier des guérisons complètes et même des améliorations durables produites exclusivement par leurs eaux.

Pour ce qui concerne celles de Cauterets, je résume ainsi leurs effets chez les phthisiques, d'après ma propre observation.

Action tonique reconstitutive. — L'appétit augmente généralement; l'élaboration et l'assimilation des matériaux réparateurs deviennent plus faciles, plus complètes; aussi les malades voient-ils leurs forces augmenter progressivement. L'organisme prend donc de la résistance, et la diathèse est plus ou moins entravée dans son évolution. Ces résultats s'obtiennent par l'eau de la *Raillère* et celle de *Mauhourat* en boisson, ainsi que par les bains et les demi-bains au-dessous de la température normale. Mais ils sont beaucoup moins sûrs et moins prompts dans la dernière période de la phthisie que dans les deux premières.

Action substitutive. — L'expectoration se fait mieux; quelquefois elle diminue, d'autrefois elle augmente. L'état catarrhal, la congestion pulmonaire péri-tuberculeuse, les engorgements hyposthatiques et interstitiels du tissu pulmonaire sont modifiés par la stimulation que les eaux exercent sur l'appareil respiratoire. Mais

cette stimulation doit être surveillée, graduée, dosée
en quelque sorte ; car si elle était trop intense, elle
produirait des effets inverses, c'est-à-dire de nouvelles
congestions amenant de nouvelles exsudations tuberculeuses. C'est pourquoi il me paraît difficile d'admettre,
avec M. Pidoux, que les hémoptysies qui surviennent
souvent aux Eaux-Bonnes pendant le traitement thermal
soient sans gravité et même salutaires. A Cauterets, les
hémoptysies sont rares, malgré l'altitude de la station,
lorsque les eaux sont convenablement administrées. J'ai
même vu les crachements de sang se calmer presque
immédiatement chez certains malades atteints de phthisie à forme hémoptoïque.

Il a été question, dans la thérapeutique générale
des eaux, de certains effets substitutifs et pathogénétiques importants qui ont pour résultat de diminuer
les manifestations de la diathèse, et de débarrasser
d'autant les organes respiratoires. Je renvoie donc le
lecteur au paragraphe qui traite de la médication *substitutive*.

Action dérivative. — Opérée par les eaux administrées
en boisson, en bains et en douches. M. Guéneau de
Mussy regrettait avec raison que l'installation insuffisante
des baignoires aux Eaux-Bonnes, par suite du débit
peu abondant des sources, ne permît pas d'administrer
des bains aux phthisiques d'une manière plus générale.
Avec les immenses ressources balnéaires de Cauterets,

les médecins peuvent varier cette partie importante du traitement suivant les différents cas.

Action résolutive. — Je suis de ceux qui ne croient pas à la possibilité de la résorption de la matière tuberculeuse dans le parenchyme pulmonaire. En revanche, j'admets que les infiltrations plastiques peuvent se résorber, de même que les engorgements péri-tuberculeux diminuent, ce qui explique la transformation ou l'élimination des tubercules dans quelques cas.

Action dépurative. — Jointe aux effets reconstituants des eaux, elle concourt à modifier l'état diathésique.

Action sédative. — Plusieurs de nos sources sont applicables, par leur grande alcalinité et leurs propriétés calmantes, à cette forme particulière de la phthisie que les Allemands appellent *éréthique*.

En résumé, les eaux de Cauterets améliorent souvent les phthisiques, surtout au premier et au second degré. Quant à des guérisons complètes, radicales, définitives de tuberculisation pulmonaire non douteuse opérées exclusivement par ces eaux, c'est-à-dire en dehors de toute autre médication, je n'en ai jamais constaté une seule.

H. — ASTHME. — EMPHYSÈME PULMONAIRE.

Dans mes *Études médicales et scientifiques sur les eaux minérales de Cauterets*, après avoir démontré que la situation et les conditions hypsographiques d'une localité exercent sur les qualités du climat une influence beau-

coup plus considérable que l'altitude, je dis : « Il suffit
de comparer la topographie de la vallée de Cauterets à
celle de Luchon et des Eaux-Bonnes, pour reconnaître
de prime-abord que l'air de ces deux dernières stations,
plus fortement agité et plus souvent renouvelé dans ses
couches inférieures, doit être plus excitant et rendre les
organisations souffrantes et délicates plus impressionna-
bles aux variations de température. L'observation clini-
que justifie cette induction [1].

« Il y a surtout une catégorie de valétudinaires chez
lesquels l'action sédative du climat de Cauterets se manifeste presque d'emblée : je veux parler des asthmatiques en général, et particulièrement de ceux qui sont
atteints d'emphysème pulmonaire. J'en ai vu plusieurs
retrouver ici le sommeil réparateur qu'ils avaient perdu
depuis longtemps, et qu'un traitement thermal assez
actif vint rarement interrompre [2] ».

C'est principalement dans la forme catarrhale de
l'asthme que nos eaux réussissent par leurs effets substitutifs et révulsifs. Néanmoins j'ai parmi mes observations des cas d'asthme essentiel ou nerveux complètement guéris. Je me bornerai à en citer un seul [3].

Observ. — Homme de 32 ans, d'un tempérament lym-
phatico-nerveux et d'une constitution délicate. Grand'-

---

[1] Page 22.
[2] Page 24.
[3] Il va sans dire que je compte aussi des insuccès.

mère paternelle asthmatique ; deux oncles du côté du père
également asthmatiques ; sœur atteinte d'une affection des
reins et de la vessie ; père mort d'une néphrite albumi-
neuse.

Chez ce malade les premières atteintes d'asthme re-
montaient à cinq ou six ans. A partir de cette époque, les
crises étaient devenues de plus en plus fortes et plus rap-
prochées. Elles se produisaient surtout aux changements
de température, ainsi que sous l'influence de la fatigue et
des causes morales. A la percussion, sonorité parfaite
dans toute la poitrine ; le bruit respiratoire était normal
et s'entendait partout ; mais l'oreille percevait quelques
râles sibilants dans le côté droit, au moment de mon
premier examen. Souffle anémique dans les carotides et
au cœur. Le malade n'a eu aucun accès pendant son séjour à Cauterets, qu'il quitta après un traitement thermal
commencé le 29 juin et terminé le 24 juillet 1863.

État très-satisfaisant jusqu'au mois d'octobre, époque
à laquelle M. X... contracta une pleuro-pneumonie qui le
retint au lit une vingtaine de jours. Au mois de décembre
les suffocations reparurent, et il passa quinze nuits de
suite dans un fauteuil. Plus de crises à partir du mois de
janvier 1864. En février usage de vingt demi-litres d'eau
de la *Raillère* transportée. Au mois de juillet nouveau
traitement thermal à Cauterets. Résultats négatifs à la percussion et à l'auscultation.

Toute l'année 1865 se passa sans qu'il survînt de crises.
Troisième saison à Cauterets Je revis M. X... au mois de
juillet 1866, il n'avait eu aucun accès depuis près de deux
ans ; cependant il fit une quatrième saison.

Les médecins les plus éminents ont regardé l'emphysème pulmonaire comme une maladie incurable. Ma
pratique aux eaux de Cauterets m'empêche d'accepter
cette proposition d'une manière absolue ; c'est-à-dire
qu'un grand nombre de faits m'ont prouvé jusqu'à la
plus complète évidence, que si très-souvent les poumons
emphysémateux ne reviennent pas tout-à-fait à leurs
conditions anatomiques normales, il s'opère dans l'état
général des malades, dans les fonctions respiratoires et
circulatoires, dans les signes fournis par l'auscultation
et la percussion, des modifications si considérables qu'on
pourrait les considérer comme une guérison. Au reste,
je crois que l'emphysème pulmonaire a été jusqu'à présent mal défini dans sa nature et peu étudié dans son
traitement. Je me propose de faire de cette question
l'objet d'un travail spécial.

Observ. — Un malade, que M. le docteur Vignes, de
Tarbes, m'adressa au mois d'août 1865, était atteint depuis plusieurs années d'un emphysème presque général
des poumons contracté à Montévidéo. La respiration était
puérile dans les points où elle s'entendait. Il n'y avait aucune lésion organique au cœur.

Pendant son séjour à Cauterets, le malade n'a eu de
forts accès de suffocation que les deux premières nuits.
L'eau de *César* employée pendant un mois environ en
boisson, demi-bains et bains de jambes, donna plus d'élas-
ticité aux vésicules pulmonaires, ainsi que j'ai pu le constater par l'auscultation, et rendit la respiration plus facile.

M. L... revint à Cauterets au mois d'août 1866. L'usage
des eaux avait amélioré son état à ce point qu'il avait très-
peu toussé pendant l'hiver, et qu'il pouvait faire une lieue
à pied sans être fatigué. L'auscultation indiquait que le
poumon gauche ne fonctionnait pas aussi bien que le droit,
surtout en haut et en avant. J'ignore les effets consécutifs
de la seconde saison.

Les merveilleux résultats que les eaux de Cauterets
produisent ordinairement dans la *pousse*, ou emphysème
pulmonaire des chevaux, viennent à l'appui de mes asser-
tion sur la curabilité de cette maladie chez l'homme. Je
dois à l'obligeance de M. Laborde, vétérinaire distingué
d'Argelès, une note fort intéressante à laquelle j'em-
prunte le fait suivant :

Observ. — A la fin de l'été 1858, un guide de Cauterets
vendit une belle jument navarrine, âgée de 7 ans, à un
propriétaire des environs de Pau. Celui-ci ayant reconnu,
au bout de trois ou quatre jours, que la bête toussait
beaucoup et qu'elle était essoufflée par le plus léger travail, prit les mesures prescrites par la loi du 20 mai 1838
concernant les vices rédhibitoires. D'après une expertise
faite à Pau, le vendeur fut contraint de reprendre sa jument et de payer les frais. Alors M. Laborde, qui constata
lui-même tous les symptômes de l'emphysème, conseilla
l'usage de l'eau de la *Raillère* matin et soir. Un mois suffit
pour amener une guérison complète, et la jument fut
vendue 460 francs à une foire de Lourdes. Le nouveau
propriétaire n'a eu qu'à se féliciter de son acquisition.

-M. Laborde a observé dans sa pratique dix-huit cas de pousse bien caractérisée qui ont tous guéri par l'eau de la *Raillère* ou de *César*.

I. — ÉPANCHEMENTS PLEURÉTIQUES.

En général les eaux de Cauterets modifient heureusement les épanchements pleurétiques compliqués ou non de dépôts pseudo-membraneux. Elles agissent par les modes révulsif, substitutif, diurétique, sudorifique et résolutif. Toutefois je dois faire observer que les effets immédiats sont moins prononcés que les effets consé--cutifs.

Observ. — M. le docteur Pujos, d'Auch, m'adressa, le 16 août 1865, un malade atteint d'un épanchement pleurétique énorme dont le commencement remontait à à deux ans et demi. Vingt vésicatoires, des applications fréquentes de teinture d'iode, toutes les préparations pharmaceutiques usitées en pareil cas n'avaient amené aucune amélioration. Je constatai une transposition complète du cœur, dont la pointe battait sous le sein droit. Le murmure respiratoire ne s'entendait nulle part dans tout le côté gauche, si ce n'est très-faiblement en haut et en avant. En arrière, jusqu'à la colonne vertébrale, souffle tubaire et égophonie, surtout vers l'origine des bronches. Essoufflement considérable ; toux sèche.

L'auscultation prouva que la quantité de liquide avait diminué sous l'influence du traitement thermal, qui dura un mois. Ce fut surtout lorsque le malade revint à Cauterets, l'année suivante, pour faire une seconde saison, que je trouvai une différence remarquable. Le liquide s'était résorbé ; mais la percussion et l'auscultation indiquaient que la plèvre était épaissie et qu'il existait des adhérences, ce qui rendait le bruit respiratoire encore faible, principalement dans le tiers inférieur du poumon, en arrière, sous l'aisselle et en avant. Le cœur tendait à revenir à sa position naturelle, car la pointe battait sous le sternum. Ce résultat était surprenant, eu égard à l'ancienneté et à l'intensité de la maladie.

§ II.

Maladies de la gorge.

A. — AMYGDALITE (ANGINE TONSILLAIRE).

On l'observe principalement chez les enfants lymphatiques et scrofuleux. Quelquefois l'hypertrophie tonsillaire est assez considérable pour gêner la déglutition, altérer la voix et produire la surdité.

Employées en boisson, en gargarismes, en bains, en demi-bains, en douches générales et locales, nos eaux modifient l'état diathésique, l'état catarrhal de la muqueuse des premières voies aériennes qui accompagne le plus ordinairement l'angine tonsillaire, et diminuent consécutivement le volume des amygdales. Mais il est rare que ce résultat s'obtienne d'emblée. L'expérience a démontré que très-souvent les amygdales commencent à diminuer cinq ou six mois seulement après l'usage des eaux, et qu'il faut plusieurs saisons pour que la guérison soit complète.

B. — PHARYNGITE GRANULÉE (ANGINE GLANDULEUSE).

Cette affection, très-commune de nos jours, est une manifestation de la diathèse herpétique. Le traitement doit donc attaquer en même temps l'état local et les conditions de l'organisme qui produisent et entretiennent la lésion. Les eaux de Cauterets triomphent assez facilement des symptômes locaux par leurs effets substitutifs et révulsifs, surtout si l'on emploie en même temps les cautérisations plus ou moins fréquentes des glandules. Quant à leur action sur la cause directe, je me réserve de traiter cette question à propos de l'herpétisme. (Voyez § IV.)

§ III.

Maladies du tube digestif.

A.—GASTRALGIE ET DYSPEPSIE.

Il est de notoriété à la station thermale de Cauterets, que la source de *Mauhourat* et celle des *OEufs* exercent l'influence la plus heureuse sur certains troubles nerveux de l'estomac. Ces résultats me semblent devoir être attribués à la prédominance du silicate de soude et du chlorure de sodium associés au principe sulfureux.

Quoi qu'il en soit, je puis affirmer que les plus alcalines de nos sources ont des applications tout-à-fait spéciales dans les dyspepsies de nature herpétique, et ce sont assurément les plus nombreuses. (Voir *l'observation citée page* 73).

B. — ENTÉRALGIE.

L'herpétisme produit des perturbations nerveuses de l'intestin aussi variées, aussi bizarres et qui sont aussi bien modifiées par nos eaux que celles de l'estomac.

Observ. — Le 23 juillet 1865, M. X... me remit, de la part d'un praticien distingué de Paris, une longue lettre de laquelle j'extrais le passage suivant :

« Ce malade est atteint d'une affection nerveuse bizarre que je ne puis vous décrire entièrement. Dès qu'il veille un peu tard le soir, il éprouve une perturbation intestinale singulière. Il lui est impossible de résister au sommeil quand il se fait sentir ; il ne doit ni discuter, ni parler fort, ni travailler, ni appliquer sérieusement son attention, sans éprouver le même genre de malaise intestinal et beaucoup d'autres symptômes nerveux. Il ne fait rien ; il fuit la société parce qu'elle le fatigue ; mais il n'est pas hypochondriaque Il est intelligent ; mais il sent qu'il ne peut faire usage de son intelligence. Appelez cela comme il vous plaira ; quant à moi, je m'abstiens de donner un nom à ces symptômes si singuliers. Interrogez et écoutez le malade. »

J'acquis bientôt la conviction que j'avais affaire à une entéralgie de nature herpétique. En effet, M. X... a été exposé pendant sa jeunesse à des éruptions d'acné-sébacea, à des démangeaisons sur la partie antérieure de la poitrine et à une diathèse catarrhale assez prononcée. Le crâne

est dénudé depuis longtemps, la muqueuse pharyngienne
granulée, et les amygdales sont hypertrophiées. Sa mère,
elle-même très-névropathe, était exposée aussi à de fréquentes démangeaisons dans le dos. M. X... se rappelle
avoir eu de petites dartres aux tempes et dans la barbe.

Un traitement thermal, de trente jours, qui consista
principalement dans l'usage de l'eau de *Mauhourat* et des
bains du *Petit-Saint-Sauveur,* amena un soulagement
complet. Je n'ai pas eu l'occasion de revoir le malade
depuis sa saison thermale.

C. — ENTÉRITE.

Je possède quelques observations d'entérite rapidement améliorée et même guérie par l'eau de *Mauhourat*
en boisson, des bains et des douches tempérés au *Rocher.* J'invoquerai encore ici le témoignage de la médecine comparée. « Dans plusieurs circonstances, dit
M. Laborde, [1] j'ai eu à traiter, à la fin de la saison, des
chevaux atteints de gastro-entérite chronique. Cette
maladie avait été produite par un excès de travail et une
mauvaise alimentation pendant les chaleurs de l'été. La
maigreur, la sécheresse des poils, l'adhérence de la peau,
la pâleur des muqueuses, la diarrhée, le plus souvent
la perte de l'appétit, tels étaient les symptômes domi-
nants. Le seul traitement employé a consisté dans l'usage
de l'eau de *Mauhourat* ou des *Œufs,* et j'ai remarqué
qu'après vingt ou trente jours de l'usage de ces eaux,

---

[1] *Note déjà citée.*

la diarrhée avait disparu, l'appétit était revenu, et les chevaux reprenaient de l'embonpoint. »

§ IV

Herpétisme, maladies de la peau.

Quelle que soit la nature de l'herpétisme ou vice dartreux, — question que je ne puis examiner ici, — il est incontestable que tous nos tissus et tous nos organes sont exposés à ses atteintes. On pourrait dire de lui ce que Hufeland a dit de la syphilis : « Il n'existe pas une seule maladie chronique dont il ne puisse revêtir les apparences. » Les mots *déguisement*, *travestissement*, *métamorphose* du vice dartreux sont l'expression fidèle des faits. Anglada avait donc bien raison de faire remarquer que la cause herpétique peut prédominer dans l'économie sans aucune manifestation à la surface cutanée, et donner lieu à des phénomènes morbides très-variés, mais dont la vraie nature et le traitement doivent être rigoureusement subordonnés à cette même cause.

Or est-il vrai que le soufre soit la spécifique de l'herpétisme comme le mercure est celui de la syphilis ? Je ne crois pas que le soufre et par conséquent les eaux sulfureuses attaquent directement le vice dartreux, comme le mercure semble attaquer le virus syphilitique. Seulement, par leur action spéciale sur la peau et les membranes muqueuses, sur les fonctions assimilatrices

et dépuratoires de l'économie, les eaux sulfureuses modifient, déplacent, transforment, usent en quelque
sorte les manifestations morbides, fortifient l'organisme,
lui impriment de la résistance, de façon qu'au bout d'un
certain temps la diathèse peut se trouver annihilée plus
ou moins complètement. Mais il s'en faut que ces effets
complexes soient produits avec la même facilité par toutes
les eaux sulfureuses. Ainsi les eaux sulfhydriquées,
comme celles d'Enghien, de Pierrefonds, d'Aix en Savoie, etc., n'agissent pas aussi activement que les eaux
minéralisées par le sulfure de sodium, et la prédominance des sels alcalins établit encore une distinction importante parmi ces dernières. Je crois, en effet, que les
plus alcalines sont les plus efficaces contre l'herpétisme,
soit que l'excès des principes alcalins favorise l'absorption du soufre dans les premières et les secondes voies,
soit que ces principes modifient eux-mêmes directement
les effets de la diathèse et l'état de l'économie [1].

C'est pourquoi je n'admets pas avec MM. Fontan et
Lambron que les eaux de Luchon, qui figurent parmi
les moins alcalines des Pyrénées, jouissent d'une véritable spécificité contre l'herpétisme.

---

[1] « Les malades dont le suc intestinal est très-alcalin, dit
M. Mialhe, sont ceux qui se trouvent dans les circonstances
les plus favorables pour obtenir du soufre le maximum d'effet
thérapeutique que ce corps simple puisse produire. (*Chimie
appliquée à la physiologie et à la thérapeutique*, p. 234). »

On sait que la peau est l'organe sur lequel le vice dartreux concentre ses manifestations les plus nombreuses et les plus variées. Mais, malgré tous les inconvénients qui accompagnent les affections cutanées diathésiques, il ne faut les faire disparaître complètement qu'avec beaucoup de prudence, et n'employer dans ce but que les eaux dont les effets complexes empêchent des rétrocessions dangereuses et quelquefois mortelles. Je pourrais citer des cas dans lesquels les malades ont payé de leur vie la brusque disparition d'une affection de la peau sous l'influence de certaines eaux sulfureuses très-actives. Ces graves inconvénients ne sont point à redouter avec les sulfurées dans lesquelles dominent les principes alcalins. Sous ce rapport, la *Raillère* et le *Bois* ont une action différente de celle de *Mauhourat*, des *Œufs*, de *César*, des *Espagnols*, de *Pauze-Vieux* et de nos sulfureuses dégénérées.

Les premières conviennent surtout dans les scrofulides ou maladies dartreuses entées sur un tempérament scrofuleux, et les secondes s'appliquent avec succès aux arthritides. Enfin nos sulfureuses dégénérées offrent de précieuses ressources dans les cas qui prennent des caractères d'acuité facile et de longue durée.

Ce n'est pas sans étonnement que j'ai lu dans l'ouvrage de M. Lambron sur les Pyrénées [1] qu'à Luchon, les sources *Ferras* et *Richard* agissent avec beaucoup

---

[1] T. I, p. 559.

d'efficacité contre les affections cutanées de nature arthritique, parce qu'elles sont riches en principes alcalins.
En effet, d'après M. Lambron lui-même, ces sources
ne renferment que des traces de silicate et de carbonate
sodique. Nous avons vu que dans les sources les plus
alcalines de Cauterets c'est le silicate de soude qui domine. J'attache une grande importance à la présence de
ce sel, qui me paraît doué d'une action spéciale sur la
diathèse arthritique.

Je considère nos différentes sources comme impuis-
santes dans les maladies cutanées parasitaires, c'est-à-
dire comme n'ayant aucun effet immédiat sur l'animal
ou le végétal parasite. M. Le Bret a fait la même remarque pour les eaux de Baréges [1]. D'après M. Lambron,
celles de Luchon réussiraient [2]. Chez les pellagreux l'état
général et l'état local sont modifiés avantageusement.

Eu égard aux formes qu'offrent les diverses manifestations psoriques, ce sont les maladies cutanées *humides,
sécrétantes*, telles que les variétés *d'eczéma* et *d'impétigo*,
qui sont traitées avec le plus de succès par les eaux de
Cauterets. Les affections sèches et surtout squammeuses
sont plus rebelles. Néanmoins j'ai vu les eaux triompher
du *prurigo*, du *lichen*, même du *lichen agrius*. Mon
honorable confrère le docteur Guoet m'a cité un cas de
psoriasis guttata complètement guéri, et j'ai vu un *pso-*

[1] *Congrès médical de Bordeaux*, **p.** 812.
[2] *Ouv. cité*, T. 1, p. 560.

5*

riasis inveterata considérablement amélioré par un traitement de quarante jours [1].

§ V.

Lymphatisme et Scrofules.

On emploie les eaux de Cauterets avec avantage contre
les scrofules, dans l'enfance et l'adolescence, lorsque
les localisations de cet état morbide se sont opérées du
côté de la peau, des membranes muqueuses, du système
ganglionnaire, des articulations et même du tissu osseux.
La diathèse est également modifiée par l'action des eaux
sur la nutrition et les organes excréteurs. Lorsque le
bassin de natation de l'établissement des Œufs sera terminé, les médecins auront à leur disposition un nouveau
moyen bien puissant pour combattre le lymphatisme et
les scrofules chez les enfants et les adolescents.

L'air pur et fortifiant des montagnes, les excellentes
conditions hygiéniques de la station constituent des
adjuvants précieux du traitement thermal.

§ VI.

Rhumatisme et Goutte.

Lorsqu'il s'agit de rhumatisme, toutes les eaux thermales ont la parole, c'est-à-dire qu'il n'en existe pas

---

[1] *Revue medicale des eaux de Cauterets*, p. 34.

une qui n'ait la prétention de guérir ou tout au moins
d'améliorer cette maladie. Cela s'explique si l'on considère que, dans le traitement du rhumatisme, les eaux
agissent par leur température et leurs éléments minéralisateurs. Or le calorique étant partout le même, il n'y
a rien de surprenant à ce que toutes les eaux hyperthermales puissent améliorer et même guérir certains
rhumatismes chroniques accidentels. Mais il n'en est plus
de même pour le rhumatisme diathésique simple ou
composé : alors la constitution chimique des eaux mérite d'être prise en considération.

Mon distingué confrère le docteur Bonnet-Malherbe a
lu au Congrès médical de Bordeaux (séance du 2 octobre 1865), sur le traitement du rhumatisme par les
eaux thermales, un intéressant mémoire dont voici les
principales conclusions : « Les eaux sulfureuses thermales ne doivent point être employées dans le traitement
de la goutte chronique ; on doit y recourir au contraire
pour le traitement du rhumatisme chronique, auquel
elles conviennent merveilleusement. Quant aux résultats
obtenus, ils sont beaucoup plus favorables pour les rhumatismes articulaires que pour les rhumatismes musculaires. » J'accepte sans restriction les deux dernières
propositions, tout en regrettant que mon honorable
confrère n'ait pas formulé d'une façon plus précise et
plus complète les indications spéciales des eaux de Cauterets.

Il est vrai qu'il semble faire bon marché du rhumatisme diathésique simple ou composé. Cette forme est
cependant de beaucoup la plus fréquente, mais aussi la
plus difficile à saisir. L'observation même que M. le
docteur Bonnet-Malherbe a citée dans son mémoire
comme *un spécimen de l'arthrite franche, accidentelle,
en dehors de toute diathèse appréciable*, ne nous offre-t-
elle pas un exemple de rhumatisme diathésique, puisque
la mère de l'enfant qui fait le sujet de cette observation
était venue à Cauterets pour y soigner une affection
chronique des premières voies respiratoires ? Mon
confrère n'ignore pas, en effet, — j'en appelle à sa
longue pratique aux eaux minérales, — que le rhumatisme n'engendre pas toujours nécessairement, fatalement
le rhumatisme, de même que la tuberculose n'engendre
pas toujours la tuberculose, et l'herpétisme le vice dartreux, mais que la diathèse catarrhale peut donner naissance, par substitution régressive, à la diathèse rhumatismale et réciproquement. Je regrette surtout que
M. Bonnet-Malherbe ne nous ait pas fait connaître ses
appréciations sur l'action de nos eaux dans *l'arthritis*
telle que l'a décrite M. Bazin. Quoi qu'il en soit, je crois
devoir résumer ainsi les effets des eaux de Cauterets
dans le traitement du rhumatisme et de la goutte chroniques :

1° Employées en boisson, en bains, douches, étuves,
concurremment avec le massage dans certains cas, elles

modifient le *rhumatisme accidentel* aussi efficacement que toutes les eaux minérales qui renferment du calorique ;

2° Dans le *rhumatisme diathésique simple*, externe ou viscéral, fixe ou erratique, elles agissent par leurs effets révulsifs, substitutifs, dépuratifs, résolutifs, reconstituants ;

3° Elles peuvent réduire à l'impuissance, ou tout au moins retarder et amoindrir considérablement le développement de la *diathèse rhumatismale*, c'est-à-dire de la prédisposition héréditaire transmise au germe par les parents dans l'acte de la fécondation ;

4° La *cachexie rhumatismale* est heureusement modifiée par l'action de nos eaux sur les fonctions nutritives de l'économie ;

5° Il résulte de ce que j'ai dit précédemment à propos de l'herpétisme et de la scrofule, que le *rhumatisme diathésique composé*, c'est-à-dire uni à l'un des deux états morbides précédents, retire de bons effets de l'usage des eaux de Cauterets ;

L'*arthritis* est une des maladies contre lesquelles plusieurs de nos sources agissent avec un succès incontestable, à cause de leur grande alcalinité, et notamment de leur richesse en silicate de soude ;

6° Il en est de même de la *goutte atonique* qui s'accompagne d'anémie, et dans laquelle l'usage des eaux alcalines pures amènerait une prompte dissolution du sang. Quelques-unes de nos sources peuvent appeler au dehors, par leur puissante action révulsive, le principe goutteux répercuté sur quelque organe interne. (Voyez *diathèse urique*, § 7.);

7° Dans les cas où le rhumatisme se lie à l'existence d'une blénorrhée, nos eaux améliorent promptement l'un et l'autre.

§ VII.

Maladies de la matrice.

Toute médication rationnelle et complète des maladies de la matrice doit remplir les indications suivantes :

Calmer les phénomènes nerveux (accidents hystériformes, hystérie proprement dite, gastralgie, douleurs névralgiques ambulantes, névropathie générale);

Régulariser et activer les fonctions de nutrition ;

Modifier l'état local (état sub-inflammatoire de l'utérus et de ses annexes, rougeurs, granulations, ulcérations du col, engorgement simple ou induré du col et du corps de l'utérus, déplacements et inflexions, engorgement des annexes;

Modifier la diathèse sous l'influence de laquelle la maladie a pu se produire, tels que le lymphatisme, la scrofule et l'herpétisme.

Aux accidents nerveux et à l'état sub-inflammatoire on oppose avec succès des bains tempérés d'eau de nos sources dégénérées, le *Rocher*, le *Petit-St-Sauveur*, etc. Les autres sources, la *Raillère*, *Mauhourat*, *César*, les

Espagnols, employées en boisson suivant les indications, les douches écossaises et les bains de natation facilitent la réparation organique.

Les douches générales, les douches ascendantes vaginales et rectales, les bains de siége à eau courante agissent sur les lésions locales par leurs effets révulsifs, substitutifs et résolutifs. Je ferai pour les affections utérines la même remarque que pour les maladies du larynx, savoir que les moyens chirurgicaux, comme les cautérisations, doivent être employés plutôt avant et après l'usage des eaux que pendant le traitement thermal.

Pour ce qui concerne l'action des eaux sur la diathèse, je renvoie le lecteur aux paragraphes dans lesquels je traite de l'herpétisme, du lymphatisme et des scrofules.

§ VIII.

Maladies des organes urinaires.

A. — BLÉNORRHAGIE, GOUTTE MILITAIRE.

J'ai vu rarement les eaux de Cauterets, principalement la source de la *Raillère*, employées en boisson, en bains et en injections, échouer contre les écoulements anciens de l'urètre. Elles produisent ces heureux résultats par leur action diurétique, substitutive et dépurative. Quelquefois l'écoulement est ramené à un état aigu très-intense ; alors il est nécessaire de supprimer momentanément l'usage des eaux et de les remplacer par l'emploi

de médicaments anti-gonorrhéiques, dont l'action es|
souveraine dans ce cas.

J'ai eu l'occasion de donner mes soins à un jeune
homme qui prenait les eaux bien qu'il fût atteint d'une
blénorrhagie aiguë, et chez lequel il survint du côté
de l'urètre et de la vessie des accidents inflammatoires
que je ne pus faire disparaître qu'avec un traitement
antiphlogistique énergique.

C'est uniquement dans les écoulements anciens et re
belles que nos eaux sont indiquées.

B. — CYSTITE CHRONIQUE (CATARRHE DE LA VESSIE).

Même action curative sur la muqueuse de la vessie
que sur celle du canal de l'urètre. *Mauhourat* et la *Raillère*
ont une efficacité remarquable. Je recommande l'emploi
des sources les plus alcalines lorsque le catarrhe de la
vessie se rattachera à la diathèse urique ou herpétique.

C. — GRAVELLE, DIATHÈSE URIQUE.

J'ai signalé les bons effets de plusieurs de nos sources
dans l'arthritis et la goutte atonique, à cause de leur
richesse en silicate de soude. Par la même raison elles
ont une action remarquable sur la gravelle et la diathèse
unique.

D'abord il est prouvé que l'acide urique rendu par
des malades se dissout promptement, entièrement et à
froid dans une dissolution de silicate de soude ; tandis

que le même acide ne peut être dissous ni à froid ni à chaud par le bi-carbonate de soude. Ce fait important établit en faveur des eaux silicatées alcalines une supériorité marquée sur les eaux carbonatées à base de soude et de potasse, auxquelles on a recours ordinairement pour combattre la diathèse urique. M. Pétrequin a dit avec raison que, pendant l'usage du silicate de soude, le besoin d'uriner devient plus fréquent, l'urine plus abondante, plus claire, et que les eaux silicatées alcalines sont digestives, diurétiques et probablement fondantes et résolutives [1].

Je ferai observer ensuite que la diathèse urique se lie très-souvent à l'herpétisme, ce qui indique formellement l'usage des eaux sulfureuses silicatées alcalines, comme les *OEufs, Mauhourat, César* et les *Espagnols.*

§ IX.

Débilités.

Faiblesse de constitution, enfance délicate, convalescence longue, épuisement général, stérilité par faiblesse ou défaut d'excitation de la matrice, fleurs blanches essentielles, hémorrhagies passives de l'utérus, pertes séminales involontaires, anaphrodisie ou absence de désirs vénériens, impuissance.

L'action tonique-reconstituante de nos eaux produit le plus souvent de prompts et excellents résultats dans ces différents cas. Sans doute les influences climatéri-

---

[1] *Traité des eaux minérales alcalines.*

ques concourent à la réparation de l'organisme ; mais
leur rôle n'est que secondaire, comme le démontrent
les changements rapides et merveilleux qui s'opèrent
chez les étalons des haras de Pau et de Tarbes que l'on
envoie tous les ans à Cauterets pour les soumettre au
régime sulfureux. « Maigres, fatigués, épuisés, étouffés,
poussifs, atteints de la maladie du coït, en terme d'hip-
piatrique, on les voit engraisser promptement, les
forces digestives acquièrent bientôt chez eux une vigueur
que des excès mal calculés leur avaient fait perdre. [1] »

Observ. — Un jeune homme de 24 ans atteint de sper-
matorrhée à la suite de la répercussion d'une dartre, a
retiré d'excellents effets de l'usage de l'eau de la *Raillère*
à l'intérieur et à l'extérieur pendant trente-cinq jours. Il
prit aussi quelques douches écossaises d'après mes con-
seils [2]. Ce jeune homme a fait une nouvelle saison en 1864.
Il est marié maintenant et n'a que très-rarement des
pertes séminales.

§ X.

Affections syphilitiques.

De même que les eaux de Luchon, de Baréges, d'Aix
en Savoie, etc., celles de Cauterets rendent des services
considérables dans la syphilis ; je dois même ajouter que
leurs effets sont d'autant plus prompts et plus énergiques

---

[1] *Annales de la Société d'hydrologie médicale de Paris*,
T. VIII, p. 99.

[2] *Revue médicale des eaux de Cauterets*, p. 35.

qu'on a recours aux sources les plus riches en sulfure de sodium et en principes alcalins, ces derniers facilitant l'absorption du soufre, comme je l'ai déjà dit. Cette différence capitale entre nos eaux et celles de Luchon trouve encore ici son application pratique.

Plusieurs médecins hydrologues distingués ont écrit sur le traitement des maladies syphilitiques par les eaux sulfureuses. Parmi les travaux les plus complets et les plus importants, je citerai celui que M. le docteur Lambron a présenté à la Société d'hydrologie médicale de Paris [1], et dont on peut tirer les conclusions suivantes :

Les eaux thermales sulfureuses n'ont rien de spécifique, elles ne sont point anti-syphilitiques par elles-mêmes ; mais elles peuvent amener à elles seules la guérison d'une syphilis constitutionnelle, quand les malades ont déjà suivi un traitement mercuriel assez long ; elles sont un puissant adjuvant des préparations mercurielles et iodurées, en ce sens qu'elles permettent d'employer ces préparations à des doses très-élevées et que les malades ne pourraient supporter sans l'usage simultané des eaux sulfureuses ;

La salivation, la cachexie mercurielle, la cachexie syphilitique et certaines syphilis compliquées d'herpétisme ou de scrofules sont combattues avec efficacité par ces eaux ;

[1] *Séance du 19 Janvier 1857.*

Il n'y a pas de meilleure pierre de touche pour caractériser une syphilis larvée et décéler une vérole latente ;
elles permettent aussi de distinguer certaines dermatoses,
syphilitiques de celles qui sont d'une autre nature ;

Enfin elles confirment la guérison radicale d'une maladie vénérienne, lorsqu'aucune manifestation syphilitique n'apparaît trois mois après leur emploi.

Je suis loin de contester ces propositions ; mais je
crois qu'il y aurait des inconvénients à trop compter sur
l'innocuité que les eaux sulfureuses paraissent donner
aux préparations mercurielles employées à haute dose.
Je crois aussi, avec mon illustre maître le docteur Ricord,
qu'on ne saurait être trop circonspect quand il s'agit
d'affirmer la guérison radicale d'une syphilis constitutionnelle, quelque actif et prolongé qu'ait été le traitement thermal.

§ XI.

Maladies du système nerveux.

Congestion des centres nerveux, paralysies, névralgies, névroses.

J'ai eu l'occasion d'observer plusieurs cas de congestion
récente de la moelle épinière, et j'ai toujours constaté
une amélioration prompte et durable sous l'influence de
nos eaux employées en boisson, en bains et en douches.
Les résultats sont beaucoup moins satisfaisants dans les
congestions anciennes, et nuls dans le ramollissement.

D'après M. Lambron, les hémiplégies produites par un épanchement sanguin dans le cerveau peuvent parfaitement guérir au moyen des eaux de Luchon. «Lorsque l'hémiplégie date de quatre ou cinq mois, dit notre honorable confrère, ces eaux sont appliquées avec de grands avantages pour rendre à la portion du cerveau et aux cordons nerveux frappés par la paralysie l'irritabilité qu'ils ont plus ou moins perdue, et pour ramener ainsi la vie et le mouvement dans les membres paralysés [1]. » Les eaux de Cauterets n'ont point cette vertu, et tout le mérite que je puisse leur attribuer en pareil cas, c'est de ne pas aggraver la maladie et de ne produire aucun accident. En revanche elles modifient heureusement les paralysies de cause rhumatismale et par épuisement nerveux.

Je ferai la même remarque pour les névralgies, la névropathie générale, l'hypochondrie, etc., surtout quand elles se rattachent à la diathèse herpétique.

L'Union médicale de la Gironde (n° de novembre 1863) a publié une observation très-intéressante de paralysie diphthéritique guérie par nos eaux. Le sujet de cette observation, interne adjoint à l'hôpital Saint-André de Bordeaux, l'a rédigée lui-même en prenant pour épigraphe les deux vers suivants de l'Enéide :

> . . . . . . *quæque ipse miserrima vidi*
> *Et quorum pars magna fui.*

[1] *Ouv. cité*, T. 1, p. 576.

Je rapporterai seulement la partie qui concerne l'usage des eaux de Cauterets.

Observ. — Lorsque, le 19 août 1863, M. X.... vint à Cauterets, l'aphonie persistait; il y avait des troubles dans l'appareil locomoteur (difficulté de la préhension et de la locomotion) et un peu d'obscurité du sens tactile. L'anémie et la faiblesse étaient extrêmes. Le traitement thermal, commencé le 22 août et terminé vers la fin de septembre, a produit les meilleurs résultats. Laissons parler le malade lui-même : « Trente jours consécutifs d'un traitement thermal dans lequel les douches écossaises ont joué un grand rôle, ont rendu à M. X... la plénitude de ses forces. L'eau de la *Raillère* ne lui a pas encore rendu sa voix normale, mais la manière dont il articule maintenant les sons (novembre 1863) promet un succès de plus à ses médecins et aux eaux si bienfaisantes de Cauterets. »

J'ai vu M. X... au mois de juillet suivant : la guérison était complète.

§ XII.

Altérations du sang.

Chlorose, cachexies mercurielle et plombique, diabète, albuminurie.

Il y a plus d'un siècle que Bordeu a dit : « Les eaux sulfurées donnent au sang une constitution plus vive, plus forte, plus élastique, ce qui se prouve par les couleurs qu'elles donnent à la plupart des filles chlorotiques, par l'inspection de leur sang lorsqu'elles ont pris des eaux un certain temps. » C'est surtout quand la chlorose s'est produite sous l'influence de la diathèse herpétique, scrofuleuse ou arthritique, comme cela arrive souvent, que les eaux sulfureuses sont indiquées. Non-seulement elles doivent être préférées dans ce cas aux préparations et aux eaux ferrugineuses, mais encore il faut éviter de leur associer ces dernières, dont l'emploi aggrave plutôt la diathèse et ses manifestations qu'il ne les modifie avantageusement.

Les eaux de Cauterets guérissent les cachexies mercurielle et plombique en remontant l'organisme, et en formant avec le mercure et le plomb des sels solubles qui sont éliminés de l'économie.

Dans le diabète et l'albuminurie plusieurs de nos sources améliorent l'état des malades par leur alcalinité, leur action diurétique et tonique-reconstitutive; mais je ne sache pas qu'elles aient jamais produit de guérison complète. Néanmoins je crois qu'on devra toujours préférer les eaux sulfureuses alcalines aux eaux alcalines pures pour combattre le diabète uni au lymphatisme, à la scrofule ou à l'herpétisme.

§ XIII.

Affections chirurgicales.

Quoique les affections chirurgicales soient moins fréquemment traitées à Cauterets qu'à Baréges, plusieurs de nos sources, notamment *César* et les *Espagnols*, n'en jouissent pas moins d'une grande efficacité contre les lésions produites et entretenues par la diathèse scrofuleuse ou rhumatismale. Je citerai l'hydartrose, les tumeurs blanches, la carie, les ulcères et les trajets fistuleux, les ankyloses incomplètes dues à de vieilles arthrites, les engorgements et raideurs articulaires suite d'entorses ou de luxations, les rétractions tendineuses, l'atrophie musculaire, etc.

Dans ces différents cas, les eaux agissent sur l'état général en régularisant les fonctions nutritives et en activant les dépurations cutanées et urinaires, tandis qu'elles modifient l'état local par leurs effets substitutifs et résolutifs.

CINQUIÈME PARTIE

—

EAUX TRANSPORTÉES.

——◇——

La question de la conservation des eaux minérales en bouteilles, notamment des sulfurées thermales, exige la plus scrupuleuse attention de la part des chimistes et des médecins hydrologues, parce qu'elle touche à des intérêts bien différents et entre lesquels la conscience n'hésite jamais : il s'agit de la santé d'une part et de la spéculation de l'autre.

Depuis longtemps déjà j'avais acquis la certitude, par des expériences nombreuses et variées, que les eaux de Cauterets exposées au contact de l'air s'altéraient lentement, et qu'elles étaient par conséquent très-propres à l'exportation. Je suis heureux de pouvoir proclamer aujourd'hui cette vérité, en invoquant les résultats des expériences faites par deux chimistes éminents dont le nom fait autorité dans l'hydrologie médicale, MM. Filhol et J. Lefort.

Ce dernier a constaté, en 1863, que les eaux sulfurées sodiques, par conséquent celles de Cauterets, conservées et exportées dans des bouteilles de verre vert, ne subissent aucune décomposition appréciable de la part des rayons lumineux et solaires ; exemple :

Expérience pendant dix jours avec l'eau de la source César :

Degrés sulfurométriques.

Eau exposée à l'ombre. . . . .   4,8 par litre.

Eau exposée à la lumière et au soleil.   4,8   —

Au contraire , les eaux sulfhydriquées, telles que celles d'Enghien, exposées dans les mêmes conditions aux rayons lumineux et solaires perdent peu-à-peu de leur principe sulfureux, au point que l'on ne peut plus reconnaître l'élément essentiel qui servait dans l'origine à les caractériser. L'acide sulfhydrique des eaux d'Enghien se décompose à ses deux éléments, c'est-à-dire en soufre qui se précipite et en hydrogène qui reste en solution dans l'eau [1].

Ce caractère distinctif des eaux sulfurées sodiques et des eaux sulfhydriquées est de la plus haute importance au point de vue de l'exportation.

[1] *Annales de la Société d'hydrologie médicale de Paris,* T. IX, p. 312 et suivantes.

Des essais comparatifs faits par M. Filhol sur les eaux de Cauterets transportées lui ont fourni les résultats suivants :

Eaux examinées au griffon :

	Quantité d'iode absorbé en milligrammes.	Sulfuration par litre en milligr.
César	80	24
La Raillère	60	18
Les Œufs	60	18
Espagnols	79	23,8

Eaux en bouteilles examinées 50 jours après l'embouteillage.

César	79	23,8
La Raillère	60	18
Les Œufs	59	17,7
Espagnols	77	23,4

Ainsi, pas de changements pour la *Raillère*, et très-peu pour les autres sources.

Examinées après un an d'embouteillage :

César	70	21
Id	70	21
Id	75	22,5
Id	72	21,6
Id	79	23,7
Moyenne	73,2	22
Perte moyenne	$1/12$	

La Raillère	50	15
Id.	50	15
Id.	50	15
Id.	55	16,5
Id.	55	16,5
Id.	55	16,5
Moyenne	52,5	16

Perte moyenne... 8,7.

M. Lefort, opérant à Paris tandis que M. Filhol opérait à Toulouse, est arrivé à des résultats identiques; car, d'après ses analyses, la moyenne de la sulfuration de l'eau transportée était :

Pour César	22 milligrammes.
— La Raillère	16,50 —

L'eau de ces deux sources n'avait perdu que 2 milligrammes par litre de son principe sulfureux.

Mais pour mieux juger encore de la grande stabilité des eaux de Cauterets et des précieuses ressources qu'elles offrent à l'exportation, il faut un terme de comparaison, et je ne crois pouvoir mieux faire que de citer les expériences que M. le docteur Lambron a signalées à la société d'hydrologie médicale de Paris concernant l'eau de deux sources de Luchon, Le *Pré* n° 1 et la *Grotte supérieure* [1] :

[1] Séance du 29 décembre 1864.

Eau du Pré :

Sulfuration par litre au griffon...   83 milligrammes.

Perte.

Embouteillée sous l'air. . . . .   38 milligr.
—   sous l'azote   14   —
—   sous l'acide carbonique. 72   —

Eau de la Grotte supérieure :

Sulfuration par litre au griffon...   49 milligrammes.

Perte.

Embouteillée sous l'air. . . . .   11 milligr.
—   sous l'azote   5   —
—   sous l'acide carbonique. 45   —

Ainsi, tandis que la source du *Pré* n° 1 de Luchon embouteillée sous l'air perd presque la moitié de son principe sulfureux, et la *Grotte supérieure* presque le quart, *César* de Cauterets ne perd que le douzième, et la *Raillère* que le neuvième au plus. En comparant même la déperdition qui s'opère dans les eaux de Luchon embouteillées sous l'azote avec celle qu'éprouvent les eaux de Cauterets embouteillées sous l'air, on trouve encore une différence considérable, puisque pour les premières la déperdition varie entre 5 et 14 milligrammes, et que pour les secondes elle est limitée entre 1 et 3 milligrammes.

Lorsque M. Filhol communiqua les résultats de ses
expériences à M. Broca, alors fermier des eaux de Cauterets, il lui écrivit : « Ces résultats me paraissent très-
satisfaisants ; mais je crois que vous parviendrez à
obtenir mieux encore, car plusieurs bouteilles n'étaient
pas aussi bien bouchées qu'elles auraient pu l'être. »

Cette réflexion du célèbre chimiste m'amène à parler
du mode ingénieux d'embouteillage que M. Broca a défi-
nitivement adopté pour l'exportation des eaux, après
de nombreux essais. L'appareil est très-simple et consiste en un tube d'étain de 8 millimètres de diamètre
pour les grandes bouteilles, et de 6 millimètres pour les
demi-litres et les quarts de litre, auquel adhère, vers
le premier quart de la longueur, un disque de cuivre
garni en dessous d'une rondelle de caoutchouc. Le
disque et sa rondelle sont percés d'un petit trou assez
près du tube. Enfin l'extrémité supérieure de ce dernier
se relie au robinet de remplissage par un conduit en
caoutchouc. Pour remplir, on introduit le tube dans la
bouteille de manière que le disque s'applique assez
fortement sur la bague du goulot. L'extrémité inférieure
du tube se trouve ainsi à un centimètre environ du fond
de la bouteille ; alors on ouvre le robinet, et l'eau, après
avoir traversé le conduit en caoutchouc puis le tube
d'étain, arrive dans la bouteille, qui se remplit en 3 ou
4 secondes. Celle-ci est aussitôt bouchée au moyen d'une
machine spéciale, et il ne reste pas une seule bulle d'air

dans la bouteille, car la partie inférieure du bouchon touche tous les points de la surface de l'eau. Les bouchons ont été préalablement trempés dans l'eau sulfureuse.

On voit de suite les avantages de cet appareil. L'eau minérale ayant rempli l'espace qui sépare le fond de la bouteille de l'extrémité inférieure du tube, monte ensuite rapidement sans être agitée et en chassant devant elle l'air, qui sort par le petit trou pratiqué dans la rondelle et le disque. Il en résulte que tout l'air de la bouteille est expulsé, que l'eau n'est point divisée comme dans le procédé ordinaire de remplissage, enfin que sa surface seule se trouve en contact avec l'air, et encore pendant deux ou trois secondes seulement.

Par ce procédé et tous les soins qui sont apportés aux détails de l'opération, on évite la désulfuration de l'eau dans la limite du possible. Aussi la déperdition n'est-elle guère plus considérable que lorsqu'on remplit préalablement les bouteilles de gaz azote ou de gaz hydrogène, et le procédé est beaucoup plus économique.

J'ai expérimenté des eaux de Cauterets ainsi embouteillées dans l'hôpital confié à ma direction, et je dois à la vérité de dire que les résultats cliniques sont venus confirmer ceux de l'analyse.

TABLE

—

TROISIÈME PARTIE

ACTION PHYSIOLOGIQUE ET PATHOGÉNÉTIQUE DES EAUX DANS LEURS DIFFÉRENTS MODES D'APPLICATION   43

SECTION Iʳᵉ

QUATRIÈME PARTIE

THÉRAPEUTIQUE.

SECTION Iʳᵉ

SECTION II

CINQUIÈME PARTIE

EAUX TRANSPORTÉES

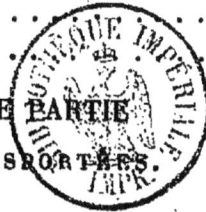

Maison Lafargue : Coderc, Degréteau et Poujol, succ.

Bordeaux.—Imp. de F. Degréteau et Cie.